FORSCHUNGSBERICHTE DES LANDES NORDRHEIN-WESTFALEN

Nr. 2806/Fachgruppe Medizin

Herausgegeben vom Minister für Wissenschaft und Forschung

Dr.-Ing. Dagwin Tomm
Abteilung für nichtstationäre Gasdynamik
im Aerodynamischen Institut
der Rhein.-Westf. Techn. Hochschule Aachen

Pulsierende Strömung durch Modelle verzweigter und verengter Arterien

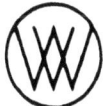

Springer Fachmedien Wiesbaden GmbH 1979

CIP-Kurztitelaufnahme der Deutschen Bibliothek

Tomm, Dagwin:
Pulsierende Strömung durch Modelle verzweigter und verengter Arterien / Dagwin Tomm. - Opladen : Westdeutscher Verlag, 1979.
  (Forschungsberichte des Landes Nordrhein-Westfalen ; Nr. 2806 : Fachgruppe Medizin)
ISBN 978-3-531-02806-4

© 1979 by Springer Fachmedien Wiesbaden

Ursprünglich erschienen bei Westdeutscher Verlag GmbH, Opladen 1979

Gesamtherstellung: Westdeutscher Verlag

ISBN 978-3-531-02806-4   ISBN 978-3-663-19737-9 (eBook)
DOI 10.1007/978-3-663-19737-9

Inhaltsverzeichnis — Seite

1.	Einleitung	5
2.	Versuchsaufbau	7
3.	Meßverfahren	
3.1.	Geschwindigkeitsmeßverfahren	7
3.2.	Schallmeßverfahren	8
4.	Versuchsergebnisse	
4.1.	Stationäre Strömung durch Gefäßverzweigungen	9
4.2.	Strömungen in elastischen Gefäßen mit Querschnittsverengungen	11
4.3.	Geräusche bei der Durchströmung elastischer Gefäße mit Querschnittsänderungen	13
4.3.1.	Geräuschursachen und Gesamtschallintensität	13
4.3.2.	Periodische Wirbelablösungen und Eigenschwingungen	14
4.4.	Analyse arterieller Stenosengeräusche	17
5.	Zusammenfassung	18
6.	Abbildungen	20
7.	Literaturverzeichnis	47

Bezeichnungen

a_3, a_4	Konstanten, definiert in der Gl. 28
A_1, A_2, A_D	Zweig- bzw. Stammquerschnitte
d	kleinster Gefäßdurchmesser
D	Gefäßdurchmesser, Stammdurchmesser der Verzweigung
E	Elastizitätsmodul der Gefäßwand
f	Frequenz
L_p	Schalldruckpegel in dB
p_1, p_2	statischer Druck stromauf bzw. stromab von der Gefäßengstelle (Abb. 4)
Δp_2	Druckabfall über die Gefäßengstelle
Δp_3	transmurale Druckdifferenz
$P_\sim$	Gesamtschallintensität
Q	Volumenstrom
r	Gefäßradius
Re	Reynolds-Zahl
s	Länge der Gefäßengstelle
Sr	Strouhal-Zahl
t	Zeit
T	Periodendauer
ΔT	Zeitfenster, für das eine Frequenzanalyse durchgeführt wird
δT	Zeitverzögerung zwischen Periodenbeginn und Anfang des Zeitfensters
u	Axialkomponente der Geschwindigkeit
u'_{RMS}	RMS-Wert der Geschwindigkeitsfluktuationen
v	Radialkomponente der Geschwindigkeit
w	Gefäßwandstärke
x	achsparallele Koordinate
y	senkrecht auf der Gefäßoberfläche stehende, zur Gefäßachse weisende Koordinate
ν	Doppler-Frequenz
τ_W, τ_H	Wandschubspannungen, vergl. Kap. 4.1.
φ	Winkel zwischen den beiden Sendestrahlen des Laser-Doppler-Anemometers

Indizes:

d	über den engsten Querschnitt der Gefäßverengung gemittelt
D	über den Gefäßquerschnitt gemittelt
E	Eigenschwingung
t	über kurze Zeit gemittelt
T	über eine Pulsperiode gemittelt
w	Wirbelablösung
W	Gefäßwand

1. Einleitung

Die pulsierende Blutströmung in den Arterien wird durch krankhafte Querschnittsänderungen der Gefäße gestört [1]. Als Querschnittsverengungen (Stenosen) werden sie insbesondere an Gefäßverzweigungen und Gefäßkrümmungen [18, 44], als Gefäßerweiterungen stromab von Gefäßengstellen [19, 42] beobachtet. Die wirksame Behandlung dieser Gefäßerkrankungen erfordert außer ihrer rechtzeitigen Diagnose mit Hilfe möglichst einfacher und nichtinvasiver Methoden auch eine Kenntnis des Beitrages der Strömungsvorgänge zu ihrer Entstehung. Für die Diagnose arterieller Stenosen kann die Analyse des Geräusches, das bei ihrer Durchströmung erzeugt wird, eine solche Methode sein, wenn der Zusammenhang zwischen der Geometrie, der Strömungsform und dem Geräusch bekannt ist. Als Ursache des Arteriengeräusches sind Störungen der Strömung an den Gefäßengstellen und durch sie hervorgerufenen Eigenschwingungen der elastischen Gefäße anzusehen [7, 37, 46, 56]. Dabei umfaßt der durch nichtperiodische Wirbel und Turbulenz hervorgerufene Geräuschanteil einen großen Bereich des Frequenzspektrums. Periodische Wirbel und Eigenschwingungen hingegen verursachen charakteristische Maxima im Frequenzspektrum [19, 25, 28, 54, 60]. Die Abhängigkeit der Wirbelablösefrequenz von der Strömungsgeschwindigkeit und von der Geometrie der Gefäßverengung wurde in [2, 5, 6, 7, 22, 27] untersucht.

Abhängig von Stenosegrad d/D und Stenosenlänge s/D jedoch sind systematische Untersuchungen der Wirbelablösefrequenz nicht bekannt. Der Einfluß der Pulsation der Strömung auf die Wirbelablösefrequenz wurde bisher überhaupt nicht studiert.

Die Eigenschwingungen der elastischen Gefäßwand und ihre Einflußgrößen wurden bereits von Anliker [3] und Peskin [40] theoretisch und von Chungcharoen [11], Foreman [19], Gupta [25] und Roach [42] experimentell untersucht. Foreman et al. [19] und Roach [42] stellten fest, daß herauspräparierte, durchströmte Arterienabschnitte ohne umschließendes Gewebe Eigenschwingungen ausführen können. Die Frage jedoch, ob Eigenschwingungen in Arterien auftreten können und zu den ausgeprägten Maxima im Frequenzspektrum des Geräusches führen, konnte bisher nicht beantwortet werden. Nach Anliker et al. [3], Gupta et al. [25] und Peskin [40] steigen die Eigenfrequenzen elastischer Gefäße mit der transmuralen Druckdifferenz Δp_3 (Differenz zwischen Innen- und Außendruck). Nur in den Modellen von Foreman et al. [19] und Peskin [40] wird das umliegende Gewebe durch eine Flüssigkeit simuliert und auf diese Weise sein Einfluß berücksichtigt. Aus den Ergebnissen [19, 40] folgen Eigenfrequenzen, die in den Frequenzbereich arterieller Stenosengeräusche fallen. Untersuchungen, bei denen neben dem umschließenden Gewebe auch die Wandelastizität und die transmurale Druckdifferenz systematisch verändert wurden, sind weder für elastische Schläuche noch für Arterien bekannt. Alle genannten Untersuchungen sind wiederum nur bei stationärer Strömung durchgeführt worden.

Die stationäre Strömung durch Verengungen wurde bisher nur für kleine Re-Zahlen in starren Gefäßen berechnet [14, 15, 17, 20, 57]. Wie durch Strömungsbeobachtung festgestellt wurde, treten die stärksten turbulenten Geschwindigkeitsfluktuationen ca. 3 - 6 D stromab von der Gefäßengstelle auf [17, 36, 56]. Messungen des Geschwindigkeitsfeldes in starren Modellen [9, 28] und künstlich verengten Blutgefäßen anästhesierter Versuchstiere [4, 23, 24, 38] mit dem Hitzdrahtanemometer und Untersuchungen der örtlichen Wanddruckschwankungen [4, 10, 41] zeigen, daß die Lage des Ortes stärkster Fluktuationen bei kleiner Re-Zahl weiter stromab der Gefäßengstelle als bei größerer Re-Zahl zu finden ist.

In [12, 32, 33, 43, 44, 45, 52, 58] konnte durch Strömungsbeobachtung ein Einblick in die Geschwindigkeits- und Schubspannungsverteilung in Gefäßverzweigungen gewonnen werden. Detailliertere Informationen über die Geschwindigkeitsverteilung wurden theoretisch in [13, 29, 30, 47] und aus Modellversuchen [32, 33] gewonnen. Messungen der Wandschubspannungsverteilung führten Zeller und Talukder [51, 52, 59] in dreidimensionalen, Mark et al. [35] und Smith [48] in zweidimensionalen Modellen arterieller Verzweigungen durch. Die Übertragung der Ergebnisse, die in zweidimensionalen Modellen gewonnen wurden, auf die dreidimensionalen Strömungen in Blutgefäßen sind äußerst problematisch, weil bei diesen Strömungsfeld und Wandschubspannungsverteilung stark durch Sekundärströmungen [47, 51 52] geprägt ist.

Aus dem gegebenen Literaturüberblick ist zu ersehen, daß viele Einzelaspekte der arteriellen Blutströmung in der Literatur behandelt wurden. Die Untersuchungen sind jedoch an unterschiedlichen Versuchsanordnungen und mit unterschiedlichen Meßverfahren durchgeführt worden, so daß aus ihnen etwa die Entwicklung eines Diagnoseverfahrens für arterielle Stenosen aus der Analyse arterieller Strömungsgeräusche nicht möglich ist.

Es wurde deshalb der Versuch unternommen, auch Geschwindigkeitsverteilung und erzeugtes Geräusch in technisch einfachen, stationär und pulsierend durchströmten Modellen von Arterien zu bestimmen [1] ergänzend zu den Untersuchungen von Talukder [51, 52, 58, 59]. Dazu wurden die Methode der Geschwindigkeitsmessung mit einem Laser-Doppler-Anemometer und ein Geräuschmeßverfahren, das auch die Simulation der Schallausbreitung im Gewebe gestattet, entwickelt. Zur Erweiterung der Kenntnisse über die zur Atherogenese führenden Strömungsbedingungen in Arterienverzweigungen [51, 52] wurde die Geschwindigkeitsverteilung in Modellen unterschiedlicher Geometrie gemessen. Die Wandschubspannungen, die vermutlich die Bildung der Arteriosklerose beeinflussen [8, 18, 21], wurden aus den Geschwindigkeitsprofilen berechnet [1].

2. Versuchsaufbau

Die stationäre Verzweigungsströmung wurde mit dem Versuchskreislauf nach Abb. 1 untersucht. Als Modellflüssigkeit werden Glycerin-Wasser-Mischungen verwendet. Die störungsfreie Messung der örtlichen Geschwindigkeit mit dem Laser-Doppler-Anemometer erfordert neben der Transparenz des Wandmaterials eine Verhinderung der optischen Brechung der Laserstrahlen beim Durchgang durch die Wand. Die Verzweigungen sind deshalb aus sehr dünner (ca. 0,4 mm) PVC-Folie hergestellt und von einem Flüssigkeitsmantel umgeben. Die im Vakuumtiefziehverfahren hergestellten Gefäße sind wegen der geringen Elastizität der Folie nahezu starr. Sie haben die Geometrie der von Talukder [52] untersuchten Verzweigungen.

Der Versuchskreislauf zur Untersuchung der pulsierenden Strömung in elastischen Gefäßen durch Querschnittsverengungen ist in Abb. 2 schematisch dargestellt. Der Volumenstrom Q(t) am Ausgang der Pulsiereinrichtung setzt sich aus einem stationären Anteil Q_T, der von einer mit konstanter Drehzahl betriebenen Zahnradpumpe erzeugt wird, und einem pulsierenden Anteil $\tilde{Q}$, der von einem Kurvenscheiben-Kolbensystem aufgeprägt wird, zusammen.

Die untersuchten Stenosenmodelle sind ein elastischer, nahezu transparenter Polyurethanschlauch (Polyurethan Type Estane 5710-F1, Wacker, München) mit stetiger Querschnittsänderung (Abb. 3) bzw. ein Schlauch mit eingesetzter, starrer Metallblende (Abb. 4). Sie sind zur Vermeidung optischer Brechung der Laserstrahlen und zur Simulation des Gewebes mit einer Flüssigkeit umgeben, in der sich auch das Mikrophon befindet (Abb. 5).

3. Meßverfahren
3.1 Geschwindigkeitsmeßverfahren

Zur Bestimmung der Geschwindigkeitsverteilung in den verzweigten und verengten Gefäßen wurde ein Laser-Doppler-Anemometer gebaut, Abb. 6. Es gestattet eine Geschwindigkeitskomponente völlig störungsfrei nach Größe und Vorzeichen zu messen. Die Erkennung der Strömungsrichtung erfolgt mit einem rotierenden Gitter [39, 50] (Type PS 100 des Technisch Physikalischen Dienstes TNO-TH in Delft, Nederland). Zur Signalverarbeitung der Doppler-Signale wird ein Frequenznachlaufdemodulator (Type LSE 01, BBC-Goerz, Wien) allein oder in Verbindung mit einem sogenannten Sampling-Modul (Type LSE 0110, BBC-Goerz, Wien) verwendet. Während bei den Messungen in den nahezu starren Gefäßverzweigungen die Signalqualität des Photomultipliers für die Auswertung mit einem Frequenznachlaufdemodulator ausreichend ist, mußte für die Signalverarbeitung bei den Messungen der stationären Strömung in den elastischen Schläuchen auf das von Iten et al. [26] vorgeschlagene Verfahren zurückgegriffen werden. Dieses verwendet den Frequenznachlaufdemodulator in Verbindung mit dem Sampling-Modul und erzeugt bei stationärer Strömung eine Häufigkeitsdichteverteilung der örtlichen Geschwindigkeit, aus der die zeitlich gemittelte Geschwindigkeit u_m und ihr RMS-Wert u'_{RMS} berechnet werden. Die gleiche Gerätekombination wird zur Auswertung der Signale bei periodisch pulsierender Strömung verwendet. Sie erzeugt eine Punkteverteilung einzelner Geschwindigkeitsmessungen in der Geschwindigkeits-Zeit-Ebene, die auf einem Schirm eines Speicheroszilloskops sichtbar gemacht wird, Abb. 7 [26]. Aus ihr lassen sich dann die zeitlichen Mittelwerte bestimmen; die Ermittlung des RMS-Wertes der Geschwindigkeit ist hingegen mit so großem Fehler behaftet, daß darauf verzichtet wurde. Eine genaue Beschreibung der Meßmethode wurde in [1] gegeben.

3.2. Schallmeßverfahren

Das Geräusch kann im Abstand von ca. 1D von der Schlauchoberfläche an jeder Stelle x in Schlauchlängsrichtung im Flüssigkeitsmantel, der das elastische Gefäß umgibt, von einem wasserdichten Mikrophon (Type 8101 der Firma Brüel und Kjaer, Dänemark) aufgenommen werden. Bei der Untersuchung der Geräusche wurde das Schwergewicht auf die Frequenzanalyse gelegt. Dazu stand ein Fast-Fourier-Analysator (Type 440 A der Firma Nicolett) zur Verfügung, der sowohl zur Analyse stationärer als auch periodischer Vorgänge eingesetzt wurde.

Bei pulsierender Strömung ist es wünschenswert, die Veränderung des Frequenzinhaltes der periodisch sich ändernden Geräusche zu kennen. Zu diesem Zweck wird die Pulsperiode T in gleiche Zeitintervalle ΔT (Zeitfenster) eingeteilt und für jedes Zeitintervall eine Frequenzanalyse erstellt, Abb. 8. Der Triggerimpuls I legt den Beginn der Pulsperiode T fest. Ein um δT verzögerter Triggerimpuls II bestimmt den Anfang des Zeitfensters ΔT. In den Modellversuchen wird der Triggerimpuls I von einem nockenbetätigten Schalter erzeugt. Der Nocken läuft mit der Kurvenscheibe der Pulsiereinrichtung um, Abb. 2. Bei in vivo Untersuchungen wird der Triggerimpuls I aus der ansteigenden Flanke der QRS-Zacke des EKG's abgeleitet.

Zur Ermittlung der Eigenschwingungsformen in Umfangsrichtung der elastischen Schläuche wurde der örtliche Schalldruck in unmittelbarer Nähe der Wand (ca. 1 mm Abstand) an zwei Stellen des Umfanges gleichzeitig gemessen, Abb. 10. Aus den Phasendifferenzen der beiden um $90°$ bzw. $180°$ versetzt gemessenen Schalldrucke kann auf die Eigenschwingungsform geschlossen werden. Die Phasendifferenz zweier Signale wird aus der Phase des komplexen Kreuzleistungsspektrums (Fouriertransformierte der Kreuzkorrelation) beider Signale bestimmt. Hierzu stand kurzzeitig ein programmierbarer Analysator (Type 5451 B der Firma Hewlett-Packard) zur Verfügung.

4. Versuchsergebnisse
4.1 Stationäre Strömung durch Gefäßverzweigungen

In Ergänzung zu den Beobachtungen und Wandschubspannungsmessungen von Talukder [51, 58] in stationärer Strömung durch starre Verzweigungen wurde bei den Re-Zahlen $Re_D = u_D \cdot D/\nu = 329$ und 658 das Geschwindigkeitsfeld und die Wandschubspannungsverteilung für folgende Geometrien ermittelt:

Stammdurchmesser $D = 40$ mm,
Zweigdurchmesser 31 mm (symmetrische Verzweigung),
Zweigdurchmesser 25 bzw. 36 mm (unsymmetrische Verzweigung),
Flächenverhältnis $\frac{A_1 + A_2}{A_D} = 1,2$
Verzweigungswinkel $15°$ und $30°$,
kinematische Viskosität des Strömungsmediums
$= 4,28 \cdot 10^{-6}$ m^2/s.

Die Ergebnisse sind in den Abb. 11 bis 28 aufgetragen. In der Hauptansicht sind die Geschwindigkeitsprofile, die in der Verzweigungsebene liegen und rechtwinklig auf der Stamm- bzw. auf den Zweigachsen stehen, dargestellt. Die Schnitte A-A und B-B zeigen die rechtwinklig dazu orientierten Profile. In den drei Darstellungen sind die Axialkomponenten u und die in der Verzweigungsebene liegenden Radialkomponenten v eingezeichnet. Die rechtwinklig auf der Verzweigungsebene stehende Radialkomponente wurde nicht gemessen. Beide Komponenten sind mit der über den Stammquerschnitt gemittelten Geschwindigkeit u_D dimensionslos gemacht. Die Radialkomponente v (gestrichelte Profillinie) ist rechts von der Bezugslinie des Profils eingezeichnet, wenn sie positiv ist, d.h. wenn sie (in Hauptströmungsrichtung gesehen) nach links weist. Negative Radialkomponenten sind links von der Bezugslinie aufgetragen.

Aus den Geschwindigkeitsverteilungen in Wandnähe wurden die Wandschubspannungskomponenten τ_W, die in der Verzweigungsebene liegen (Hauptansichten) bzw. zu dieser parallel sind (Schnitte A-A und B-B), berechnet. Die Wandschubspannung τ_W ist durch die Wandschubspannung τ_H normiert, die der Hagen-Poiseuille-Strömung in einem Rohr mit dem Stammdurchmesser D und dem Volumenstrom Q entspricht. Der dimensionslose Wert τ_W/τ_H kann unter Berücksichtigung des links im Bild angegebenen Maßstabes als Abstand zwischen der strichpunktierten Linie und der Verzweigungskontur abgelesen werden. Bereiche negativer Wandschubspannung sind gesondert kenntlich gemacht.

Die Geschwindigkeitsprofile der u-Komponente (durchgezogene Profillinie) im Stamm zeigten keine wesentliche Abhängigkeit vom Volumenstromverhältnis Q_1/Q_2. Das bedeutet, daß veränderte Abströmbedingungen sich in diesen Verzweigungsströmungen nur wenig stromauf auswirken. Die Neigung zur Strömungsablösung an den Außenwänden der Verzweigung steigt mit zunehmender Re-Zahl, zunehmendem Verzweigungswinkel und abnehmendem Volumenstrom im betrachteten Zweig bei konstanter Re-Zahl im Stamm. Der Ablösepunkt wandert mit zunehmendem Verzweigungswinkel und steigender Re-Zahl stromauf (Abb. 15, 16 20, 21). Wenn der Volumenstrom durch einen Zweig stark reduziert ist, können große Geschwindigkeitsgradienten an der gegenüberliegenden Außenwand der Verzweigung auftreten, Abb. 27 und 28.

An den Innenwänden der Zweige, an denen bei den Volumenstromverhältnissen 50%/50% und 70%/30% hohe Geschwindigkeitsgradienten zu beobachten sind, können bei kleinen Verzweigungswinkeln und vollständig verschlossenem Zweig kleine Ablöseblasen ($\tau_W/\tau_H < 0$) entstehen, Abb. 15, 16. Da in Verzweigungen mit großen Winkeln die notwendige Strömungsumlenkung klein ist, neigt dort die Strömung weniger zu Ablösung.

Die bisher wenig beachtete Strömung an den Außenwänden, die parallel zur Verzweigungsebene liegen, weist bei großer Unsymmetrie der Volumenströme Q_1/Q_2 sehr hohe Geschwindigkeitsgradienten auf (Schnitt A-A). Diese werden sowohl auf den höheren Volumenstrom im betrachteten Zweig als auch auf die dort besonders stark ausgeprägten Sekundärströmungen zurückgeführt. Die Sekundärströmungen sind an den Profilen der Radialkomponente in den Schnitten A-A und B-B erkennbar. In den Zweigen weist die v-Komponente nach innen, während sie in

Wandnähe nach außen gerichtet ist. Dies wurde bereits von Zeller und Talukder [51, 52, 58] durch Sichtbarmachung der spiralförmig verlaufenden Stromlinien erkannt, Abb. 29. Die mit dem Laser-Doppler-Anemometer durchgeführten Messungen liefern zusätzliche, quantitative Aussagen. In den Zweigen kann die v-Komponente bis 25% der u-Komponente betragen. Die Sekundärströmung in den Zweigen verursacht auch die charakteristischen Minima in den Profilen der u-Kompoente (Schnitte A-A und B-B). Der Vergleich dieser Ergebnisse mit denen von Liepsch [32] läßt darauf schließen, daß sich diese Minima mit zunehmendem Verzweigungswinkel stärker ausprägen.

4.2 Strömung in elastischen Gefäßen mit Querschnittsverengungen

Mit Hilfe der Laser-Doppler-Anemometrie wurden auch Messungen der Geschwindigkeitsverteilungen in elastischen Gefäßen mit unstetigen Querschnittsverengungen (Abb. 30-35) und mit stetigen Querschnittsverengungen (Abb. 36-38) bei über den Querschnitt des unverengten Gefäßes gemittelten Geschwindigkeiten $u_D = 0{,}3$, 0,4 und 0,5 m/s (Re_D = 1256, 2093 und 2930) durchgeführt. In den Abbildungen sind die Profile der kurzzeitig gemittelten, achsparallelen Geschwindigkeitskomponenten u_t und die RMS-Werte ihrer Fluktuationen u'_{RMS} aufgetragen, wobei sie in den Abb. 36-38 mit u_D dimensionslos gemacht sind. Zusätzlich ist der Verlauf der Gesamtschallintensität $P_\sim$ in Längsrichtung des Gefäßes dargestellt. Dieser wird noch gesondert diskutiert werden.

Das Geschwindigkeitsprofil stromauf von der Gefäßengstelle ist auch bei der Re-Zahl 1256 trotz der großen Einlauflänge (ca. 100 D) nicht parabolisch. Möglicherweise sind Störungen der Strömung durch die starren Gefäßdurchführungen, auf die der elastische Zulaufschlauch auf der einen Seite und der Versuchsschlauch auf der anderen Seite aufgezogen sind, dafür verantwortlich (Abb. 5). Dabei sind störende Querschnittsänderungen des elastischen Zulaufschlauches auch im Bereich der schallhemmenden Schlauchdurchführung vorhanden.

Nur in den Modellen mit <u>stetiger</u> Querschnittsänderung war das Geschwindigkeitsprofil im engsten Querschnitt optisch meßbar; es wurde dort als nahezu rechteckig ermittelt. Die Ablösestelle befindet sich stromab vom engsten Querschnitt (Abb. 36-38). Bei den <u>unstetigen</u> Querschnittsverengungen erfolgt die Ablösung sofort an der unstetigen Querschnittserweiterung (Abb. 30-35).

In Abb. 39 sind die aus dem Geschwindigkeitsverlauf in Wandnähe berechneten achsparallelen Komponenten der Wandschubspannung in einem elastischen Gefäß mit stetigem Querschnittsverlauf angegeben [53]. Die durchgezogene Linie gibt den Verlauf der zeitlich gemittelten Wandschubspannung und die unterbrochene Linie den ihrer Schwankungen an. Die größten, zeitlich gemittelten Wandschubspannungen entstehen im engsten Querschnitt und die kleinsten im Ablösegebiet. Nur bei x/D = 3 werden negative Wandschubspannungen gemessen, obwohl (Abb. 36) negative Geschwindigkeitsgradienten an der Wand im ganzen Ablösegebiet ermittelt werden. Diese Diskrepanz wird dadurch erklärt, daß die Geometrie der für die beiden Messungen verwendeten Schläuche aus Fertigungsgründen geringfügig voneinander abweicht. Die bei x/D = 0,5 beobachteten starken Fluktuationen stehen im Zusammenhang mit der Oszillation der Ablösestelle. Im Augenblick, in dem sich der Ablösepunkt stromauf vom Meßpunkt befindet, werden kleine Wandschubspannungen gemessen. Bewegt sich der Ablösepunkt stromab, so ist die registrierte Schubspannung groß. Dieser Vorgang ist leider mit dem verwendeten Meßverfahren zeitlich nicht auflösbar (vergl. Kapitel 3.1.2.), die zeitliche Mittelung führt zu diesen großen RMS-Werten. Im Bereich x/D = 4 bis 6 treten starke Fluktuationen der Wandschubspannung auf, die von der Turbulenz der dort beobachteten Mischzone verursacht werden.

Mit dem in [1] eingehend beschriebenen Signalverarbeitungsverfahren wurden die Geschwindigkeiten in der pulsierenden Strömung durch elastische Gefäße mit stetigen Querschnittsänderungen bestimmt. Der von der Pulsiereinrichtung am Anfang des elastischen Zulaufschlauches (Abb. 2) aufgeprägte, über den Querschnitt gemittelte Geschwindigkeitsverlauf u_{tD} ist dem Geschwindigkeitsverlauf der Aorta ascendens des Hundes [49] angepaßt, (Abb. 40). Die über die Pulsperiode und über den Querschnitt gemittelte Geschwindigkeit u_{TD} beträgt 0,2 m/s, das entspricht einer Re-Zahl von 837. Abb. 40 zeigt die Profile der über kurze Zeit gemittelten, örtlichen Geschwindigkeit u_t an der Stelle x/D = -4,5; -1,5; 0,0; 1,0 und 2,0. Die Unsymmetrie der gemessenen Geschwindigkeitsprofile, die schon bei der stationären Durchströmung beobachtet wurde, ist bei der pulsierenden Strömung besonders ausgeprägt. Kleine, durch die Fertigung bedingte Wandstärkeunterschiede des elastischen Schlauches, die bei pulsierendem Innendruck die Geometrie des Gefäßes verformen, sind die Ursache.

Bei pulsierender Strömung hängt das Geschwindigkeitsfeld auch von den Reflexionsbedingungen an den Enden des elastischen Versuchsschlauches ab. In Abb. 41, in der der zeitliche Verlauf der Geschwindigkeit u_t auf der Gefäßachse bei x/D=-4,5 dem Verlauf der über den Querschnitt gemittelten Geschwindigkeit u_{tD} am Austritt der Pulsiereinrichtung gegenübergestellt ist, wird ein dadurch verursachter zweiter Geschwindigkeitsanstieg besonders gut erkennbar.

Wie Messungen von Wetterer et al. [55] und Spencer et al. [49] zeigen, wird auch in der Aorta abdominalis und in der Arterie femoralis des Hundes neben dem Geschwindigkeitsanstieg während der Systole ein zweiter, kleinerer während der Diastole beobachtet, der auf die Reflexionen der Pulswelle an Verzweigungen, Gefäßerweiterungen und Verengungen zurückgeführt wird. In den oft als Modelle für pulsierend durchströmte, elastische Arterien verwendeten starren Gefäßen ist dies nicht zu beobachten, weil dort die Wellenausbreitungsgeschwindigkeit (ca. 1400 m/s) wesentlich größer als in Blutgefäßen (ca. 5 bis 15 m/s) ist. In diesem Zusammenhang muß darauf hingewiesen werden, daß auch instationäre Geschwindigkeitsfelder in elastischen Leitungen, die in unterschiedlichen Versuchsanlagen gemessen wurden, nicht ohne weiteres miteinander vergleichbar sind.

Der Energieverlust in der Strömung durch die Gefäßverengung steht bei stationärer Strömung in einem engen Zusammenhang mit dem abgestrahlten Schall (vergl. Kapitel 4.3.). Er folgt aus dem Druckverlust Δp_2 an der Gefäßengstelle Er ist immer größer als der sogenannte Carnotsche Stoßverlust

$$\Delta p_{Carn} = \frac{\varrho}{2} \cdot u_d^2 \left[1 - \left(\frac{d}{D}\right)^2 \right]^2$$

der unstetigen Erweiterung. Abb. 42 zeigt den durch Δp_{Carn} dimensionslos gemachten Druckabfall über die Stenose als Funktion der Re-Zahl Re_d. Zu seiner Berechnung wurde dabei von dem gemessenen Druckabfall $p_1 - p_2$, der im unverengten Schlauch gleicher Länge gemessene abgezogen. Aus der Auftragung erkennt man, daß bei kurzen Verengungen (z.B. s/D = 2) der durch den Stoßverlust verursachte Anteil dominiert, mit zunehmender Länge s der Gefäßengstelle jedoch der auf Wandreibung zurückzuführende Druckverlust sich vergrößert.

4.3. Geräusche bei der Durchströmung elastischer Gefäße mit Querschnittsänderungen

4.3.1. Geräuschursachen und Gesamtschallintensität

Die folgenden Versuche wurden mit der Wandstärke von ca. 0,15 mm durchgeführt. Das Mikrophon war ca. 2D stromab von der engsten Stelle und ca. 1D von der Schlauchoberfläche entfernt im umgebenden Flüssigkeitsmantel angeordnet. Für unterschiedliche Gefäßgeometrien zeigt die Abb. 43 typische Frequenzspektren der Geräusche bei stationärer Strömung. Deutlich sind drei Geräuschanteile unterschiedlicher Ursachen zu erkennen:

1. Der im linken Frequenzspektrum durch Schraffur hervorgehobene Anteil wird auf nichtperiodische Druckschwankungen in der Strömung zurückgeführt.

Ursachen dieser Druckschwankungen sind Geschwindigkeitsschwankungen am Rande der laminaren Kernströmung des sich nach der Ablösung ausbildenden Strahles und des sich auflösenden Strahles sowie nichtperiodische Wirbelablösungen an den Querschnittserweiterungen. Dieser Geräuschanteil kann auch Frequenzen über 1 kHz enthalten, die in Abb. 43 nicht dargestellt sind.

2. Die Druckschwankungen, die durch periodische Wirbelablösungen an den scharfkantigen Blenden erzeugt werden, ergeben in der Umgebung der elastischen Gefäße typische, nur schmale Frequenzbänder umfassende Geräusche. Diese Geräuschanteile sind im rechten Teil der Abb. 52 mit arabischen Ziffern 1 bis 3 gekennzeichnet. Die Harmonischen 2 und 3 ergeben sich aus dem nicht sinusförmig verlaufenden Schalldruck (vergl. Kap. 4.3.2.).

3. Die mit römischen Ziffern I und II bezeichneten Maxima in den Frequenzspektren beruhen auf den Eigenschwingungen der elastischen Schläuche. Stromab von der Gefäßverengung werden die Eigenschwingungen von den breitbandigen Druckschwankungen der Turbulenz und der nichtperiodischen Wirbelablösungen angeregt und erzeugen in der Umgebung des Gefäßes diese schmalbandigen Geräuschanteile (vergl. Kap. 4.3.2.).

Es wurde der Versuch unternommen, die Abhängigkeit der Gesamtschallintensität $P_\sim$, das ist die über alle Frequenzen gemittelte Intensität, von den Strömungsparametern und der Geometrie der Gefäße zu bestimmen. Abb. 44 zeigt hierzu $P_\sim$ und den Druckabfall Δp_2 über die Gefäßverengung in Abhängigkeit von der mittleren Geschwindigkeit u_D und dem Flächenverhältnis $(d/D)^2$ bei stationärer Strömung.

Die Gesamtschallintensität $P_\sim$ ist in der zu ihr proportionalen Mikrophonausgangsspannung angegeben. Da der Proportionalitätsfaktor nicht überprüft werden konnte und für die durchgeführten Untersuchungen nur die relativen Größen von Interesse sind, erfolgte keine Umrechnung. Die Kurven der Gesamtschallintensität $P_\sim$ steigen bis ca. 1 μV mit der Strömungsgeschwindigkeit nur langsam an. In diesem Bereich ist der Anteil der Umgebungsgeräusche an der Gesamtschallintensität trotz Schallschutzmaßnahmen sehr groß. Deshalb wurden nur die Ergebnisse bei der weiteren Auswertung berücksichtigt, die die Schwelle 1 μV überschritten. Die Messungen zeigen folgenden Zusammenhang zwischen $P_\sim$ und u_D:

$$P_\sim \sim u_D^n$$

mit   n = 2,0 bis 3,0

Lees et al. [31] fanden, daß die Schallintensität proportional zum Quadrat der Geschwindigkeit ansteigt, während Lighthill [34] für den turbulenten Freistrahl n = 4 angibt.

In Abb. 45 ist die Gesamtschallintensität $P_\sim$ als Funktion des Energieverlustes $\Delta p_2 \cdot Q$ aufgetragen. Die Gesamtschallintensität $P_\sim$ steigt nahezu linear mit dem Energieverlust und zeigt nur eine geringe Abhängigkeit vom Querschnittsverhältnis. Der Einfluß der Wandelastizität und der Länge der Gefäßengstelle auf die Gesamtschallintensität $P_\sim$ muß noch gesondert untersucht werden.

Um die örtliche Zuordnung zwischen Strömungsfeld und Geräusch zu ermitteln, wurde neben der Geschwindigkeit auch die Gesamtschallintensität $P_\sim$ in Abhängigkeit von x/D gemessen. Die Abb. 36-38 zeigen, daß das Maximum der Gesamtschallintensität $P_\sim$ bei x/D = 2-3 liegt, also in dem Bereich der vollständigen Strahlauflösung (vergl. Kap. 4.2.). Die stärksten Geräusche werden also nicht an der Stelle größter, örtlicher Geschwindigkeitsfluktuationen beobachtet, sondern im Bereich größter räumlicher Ausdehnung starker Fluktuationen. Die Gesamtschallintensität sinkt schnell mit dem Abstand von der Verengung und erreicht bei x/D = 8 fast wieder den Wert vor der Engstelle.

4.3.2. Periodische Wirbelablösungen und Eigenschwingungen

Die Abb. 46 bis 49 zeigen die Abhängigkeit der Frequenzspektren von der transmuralen Druckdifferenz stromab der Stenose Δp_3 und der mittleren Geschwindigkeit u_D bei stationärer Strömung. L_p ist der relative Schalldruckpegel, der im logarithmischen Maßstab in dB angegeben ist. Die Frequenz der durch die Wirbelablösefrequenzen erzeugten Intensitätsmaxima 1, 2 und 3 steigt bei konstantem Δp_3 mit zunehmender Strömungsgeschwindigkeit u_D, während die durch die Eigenfrequenzen verursachten I und II unverändert bleiben, Abb. 46 und 48. Wird bei konstanter Geschwindigkeit u_D die Druckdifferenz Δp_3 geändert, so werden nur die Maxima I und II davon beeinflußt, Abb. 47 und 49.

Die Abb. 50 und 51 zeigen die zeitliche Änderung der Frequenzspektren bei sinusförmig pulsierender Strömung. Die Frequenzen I, II und III ändern sich entsprechend der Änderung der pulsierenden transmuralen Druckdifferenz Δp_3, während die Wirbelablösefrequenzen mit der momentanen, mittleren Strömungsgeschwindigkeit u_D variieren. Das Beispiel in Abb. 50 zeigt deutlich, daß die "Wirbelablösefrequenzen" wesentlich früher (t/T = 0,364) ihren Maximalwert erreichen als die "Eigenfrequenzen" (t/T = 0,636). Diese Beobachtung ist durch die Phasenverschiebung zwischen Volumenstrom und dem Druck stromab von der Blende erklärt.

Die Bestimmung der Eigenschwingungsformen, die die Intensitätsmaxima I, II und III verursachen, erfolgt mit Hilfe der in Abb. 10 gezeigten Mikrophonanordnung, mit der die lokalen, wandnahen Schalldrucke gemessen werden. Aus dem Phasenvergleich jeweils zweier Mikrophonsignale wird auf die Eigenschwingungsmode der elastischen Gefäße geschlossen. Auf diese Weise kann dem Maximum I im Frequenzspektrum der Schwingungsmode I mit zwei Wellen auf dem Umfang des Schlauches (q = 2) zugeordnet werden. Für die anderen Schwingungsmode ergibt sich kein eindeutiger Zusammenhang, weil die örtliche Auflösung der Mikrophone unzureichend ist. Die Zuordnung ist aber unter Zuhilfenahme der Berechnung von Peskin [40] möglich, wenn der Zusammenhang zwischen dem Maximum I im Frequenzspektrum und dem Schwingungsmode I nachgewiesen ist. Nach Peskin ergibt sich bei Berücksichtigung der den Schlauch umschließenden Flüssigkeit nach der Membrantheorie, daß sich die Eigenfrequenzen der 1., 2. und 3. Mode wie 1,0 : 2,0 : 3,2 verhalten.

Aus den Messungen an den elastischen Schläuchen ergeben sich etwa die gleichen Zahlenverhältnisse (Abb. 51) für die Maxima I, II und III im Frequenzspektrum. Die Berechnung von Anliker et al. [3] nach der Membrantheorie ohne Berücksichtigung der das Gefäß umgebenden Flüssigkeit liefert wesentlich größere Eigenfrequenzen. Die Messungen von Gupta et al. [25] an Latex-Schläuchen ohne umschließendes Medium und eigene Beobachtungen bestätigen, daß diese Flüssigkeit die Eigenfrequenzen stark herabsetzt.

Nach diesen Untersuchungen erscheint es deshalb problematisch, das Schwingungsverhalten von Arterien an herauspräparierten Abschnitten ohne den Einfluß des Gewebes zu untersuchen und die so erhaltenen Ergebnisse auf Blutgefäße unter natürlichen Bedingungen zu übertragen. Aus dem gleichen Grunde sind Schallmessungen an freigelegten Arterien mit Kontaktmikrophonen nicht mit Schallaufnahmen an der Körperoberfläche, bei denen das Gefäß vom Gewebe umgeben ist, vergleichbar. Durch das Gewebe wird nicht nur die Amplitude des Schallsignals verkleinert, sondern es ist nach diesen Untersuchungen zu erwarten, daß der Charakter des Geräusches unterschiedlich ist.

Periodische Wirbelablösungen, die signifikante Energiekonzentrationen im Frequenzspektrum des Geräusches bewirken (Abb. 43 und 46), können bei der Durchströmung von Blenden mit Längen zwischen ca. 4 und 12 mm beobachtet werden. Die Untersuchungen zeigen, daß, wie bereits in [2, 22] festgestellt wurde, die Wirbelablösefreuquenz f_w wesentlich vom Verhältnis der Länge s der Gefäßengstelle zu ihrem Durchmesser d bestimmt wird. Es wurde versucht, die

Wirbelablösefrequenz so dimensionslos zu machen, daß sich eine für die periodische Wirbelbildung charakteristische und von den Versuchsparametern s/d bzw. s/D und Re_d unabhängige Größe ergibt. Als einfacher Ausdruck, der diese Forderungen für die vorliegenden Ergebnisse zumindest teilweise erfüllt, wird die modifizierte Größe $F = f_W \cdot s/u_d + 0{,}2\, s/d$ vorgeschlagen. Für alle Messungen ist F nur gering von der Re-Zahl Re_d abhängig (Abb. 53).

Ein Vergleich mit den Ergebnissen anderer Autoren ist nicht möglich, weil dem Autor keine Arbeiten bekannt sind, die den Einfluß nicht nur von s/d bzw. s/D, sondern auch den von d/D auf die Wirbelablösefrequenz untersuchen. Bei konstantem s/d und konstanter Re-Zahl Re_d ergeben sich mit steigendem Verhältnis d/D kleinere Frequenzen, wie Abb. 53 zeigt.

4.4. Analyse arterieller Stenosengeräusche

Mit der in vivo Untersuchung der Stenosegeräusche in Arterien (arteria femoralis und arteria carotis communis) wurde begonnen. Die Geräusche wurden mit der in Abb. 9 gezeigten Meßanordnung in der Aggertal-Klinik für Gefäßkrankheiten in Engelskirchen aufgenommen und im Aerodynamischen Institut der RWTH Aachen analysiert [60]. Dazu wurde das in den Modellversuchen eingesetzte Verfahren zur Frequenzanalyse bei pulsierender Strömung weiterentwickelt. Es gestattet, die Veränderungen des Frequenzinhaltes innerhalb einer Pulsperiode zu bestimmen. Die eindeutige Zuordnung des Geräusches zu den Phasen des Herzzyklus wird gewährleistet durch die gleichzeitige Messung des Elektrokardiogramms. In Abb. 54 ist als Beispiel die Analyse des Geräusches einer Stenose in der Arterie femoralis eines Mannes nach der Kreislaufaktivierung durch Kniebeugen gezeigt. Die obere Kurve gibt das EKG und die mittlere das Geräusch als Funktion der Zeit wieder. Darunter sind für die Zeitintervalle innerhalb einer Periode die Frequenzspektren angegeben. Die Schallintensität im Frequenzspektrum ist im logarithmischen Maßstab in dB aufgetragen.

Die Anzahl der Messungen ist noch nicht genügend groß, um allgemeingültige Aussagen über charakteristische Schallphänomene machen zu können. Um eine Zuordnung zwischen den Frequenzspektren und der Gefäßgeometrie zu ermöglichen, sollen künftig röntgenologische Untersuchungen die Geräuschmessungen ergänzen.

5. Zusammenfassung

Zur Ermittlung des Geschwindigkeitsfeldes in stationärer und pulsierender Strömung durch Modelle verengter und verzweigter Blutgefäße, sowie der bei der Durchströmung erzeugten Geräusche wurde eine Versuchsanlage entwickelt, mit der simultan Strömungsgeschwindigkeit und Geräusch störungsfrei gemessen werden können. Die Arterien werden durch elastische Schläuche und das Gewebe durch einen Wassermantel, in dem bei Geräuschmessungen das Mikrophon angeordnet ist, simuliert. Geschwindigkeitsverteilungen werden mit einem für diese Untersuchungen weiterentwickelten Laser-Doppler-Anemometer störungsfrei gemessen und aus ihrem Verlauf in Wandnähe die Wandschubspannung berechnet.

Messungen in Plexiglasmodellen dreier Gefäßverzweigungen liefern erstmals bei stationärer Strömung umfangreiche Informationen über die Geschwindigkeits- und die Wandschubspannungsverteilungen bei systematischer Variation der Verzweigungswinkel, der Volumenstromverhältnisse in den Zweigen und der Re-Zahl. Die Neigung zur Strömungsablösung an den außen liegenden Wänden der Verzweigung steigt mit zunehmender Re-Zahl im Stamm, mit zunehmendem Verzweigungswinkel und abnehmendem Volumenstrom im betrachteten Zweig. Diese Untersuchungen liefern auch Angaben über die Stärke der Sekundärströmungen. So kann in den Zweigen die v-Komponente der Geschwindigkeit 25% der u-Komponente erreichen. Dadurch werden hohe Wandschubspannungen an den zur Verzweigungsebene parallel liegenden Gefäßwänden erzeugt.

Als Geräuschursachen bei der Durchströmung elastischer Gefäße mit Querschnittsverengungen wurden Turbulenz, nichtperiodische Wirbel und Eigenschwingungen der elastischen Gefäßwände identifiziert. Während die Turbulenz und die nichtperiodischen Wirbel große Frequenzbereiche umfassende Geräusche erzeugen, werden von den periodischen Wirbeln und den Eigenschwingungen charakteristische Maxima im Frequenzspektrum des Geräusches hervorgerufen. An einigen Beispielen wurde gezeigt, wie sich in pulsierender Strömung das Geschwindigkeitsfeld und die Maxima im Frequenzspektrum innerhalb der Pulsperiode verändern.

Ein anderes charakteristisches Merkmal des Geräusches ist die Gesamtschallintensität. Sie steigt bei stationärer Strömung nahezu proportional mit dem Energieverlust der Strömung über die Gefäßverengung, wobei der Proportionalitätsfaktor weitgehend unabhängig von dem Querschnittsverhältnis ist. Sie nimmt wie die Geschwindigkeitsfluktuationen und die Schwankungen der Wandschubspannung ihr Maximum ca. 2-3 D stromab von der Gefäßengstelle an.

Aufgrund der in dieser Arbeit gefundenen Korrelationen zwischen Geräusch, Strömungsfeld und Gefäßwandeigenschaften erscheint die Entwicklung eines Diagnoseverfahrens für arterielle Stenosen möglich. Die Frage, inwieweit sich die in dieser Arbeit gewonnenen Ergebnisse auf die Strömung durch verengte Arterien übertragen lassen, müssen in vivo Untersuchungen beantworten. Deshalb wurden die Meß- und Analysemethoden weiterentwickelt und die Untersuchungen auf Stenosegeräusche in der Arterie femoralis und der Arterie carotis communis ausgedehnt.

6. Abbildungen

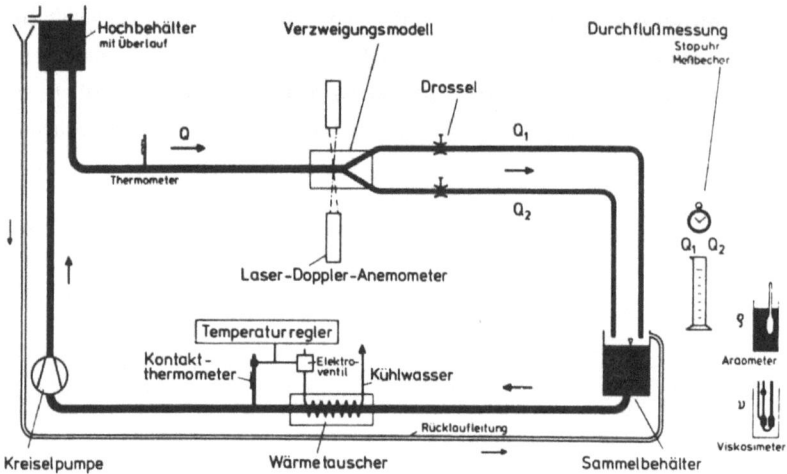

Abb. 1 Versuchskreislauf zur Untersuchung der stationären Verzweigungsströmung

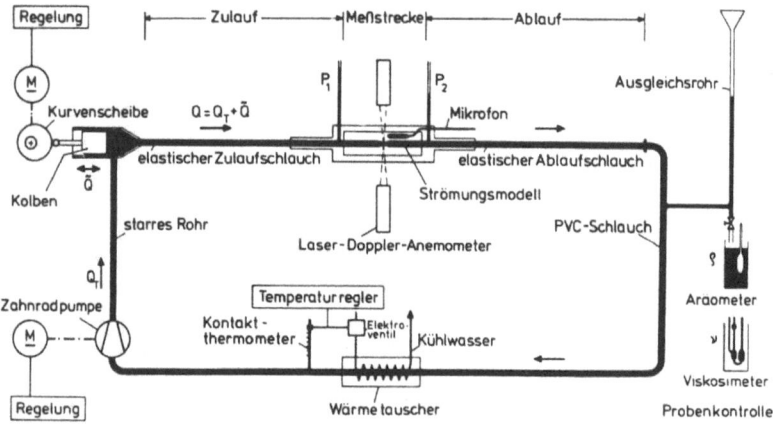

Abb. 2 Versuchskreislauf zur Untersuchung der stationären und pulsierenden Strömung und der Geräusche bei der Durchströmung elastischer Gefäße

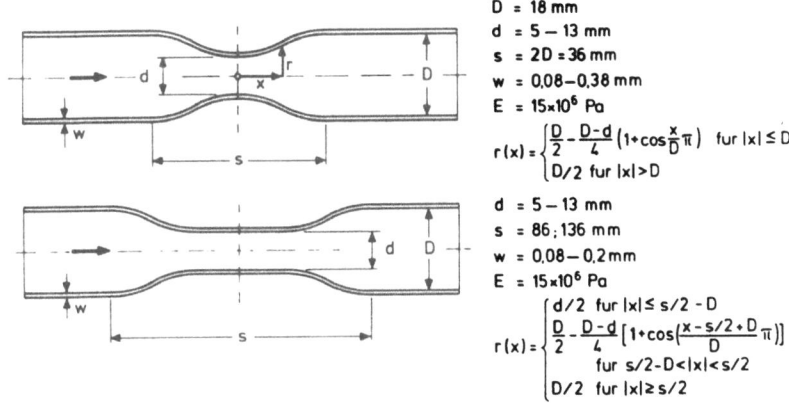

$D = 18$ mm
$d = 5 - 13$ mm
$s = 2D = 36$ mm
$w = 0{,}08 - 0{,}38$ mm
$E = 15 \times 10^6$ Pa

$$r(x) = \begin{cases} \dfrac{D}{2} - \dfrac{D-d}{4}\left(1+\cos\dfrac{x}{D}\pi\right) & \text{für } |x| \leq D \\ D/2 & \text{für } |x| > D \end{cases}$$

$d = 5 - 13$ mm
$s = 86; 136$ mm
$w = 0{,}08 - 0{,}2$ mm
$E = 15 \times 10^6$ Pa

$$r(x) = \begin{cases} d/2 & \text{für } |x| \leq s/2 - D \\ \dfrac{D}{2} - \dfrac{D-d}{4}\left[1+\cos\left(\dfrac{x-s/2+D}{D}\pi\right)\right] \\ \qquad \text{für } s/2-D < |x| < s/2 \\ D/2 & \text{für } |x| \geq s/2 \end{cases}$$

Abb. 3 Geometrie der Gefäßverengungen mit stetigem Querschnittsverlauf

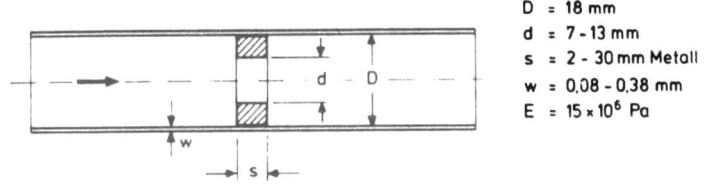

$D = 18$ mm
$d = 7 - 13$ mm
$s = 2 - 30$ mm Metall
$w = 0{,}08 - 0{,}38$ mm
$E = 15 \times 10^6$ Pa

Abb. 4 Geometrie der Gefäßverengungen mit unstetigem Querschnittsverlauf

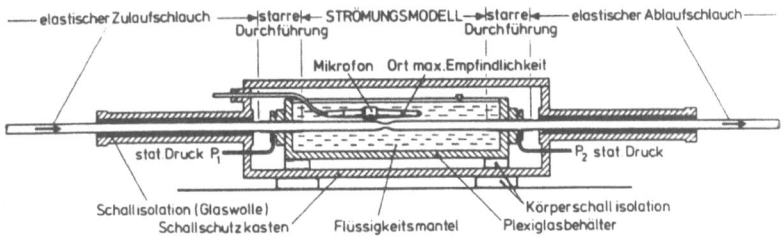

Abb. 5 Elastisches Gefäß mit Flüssigkeitsmantel, Mikrophon und Schallschutzkasten

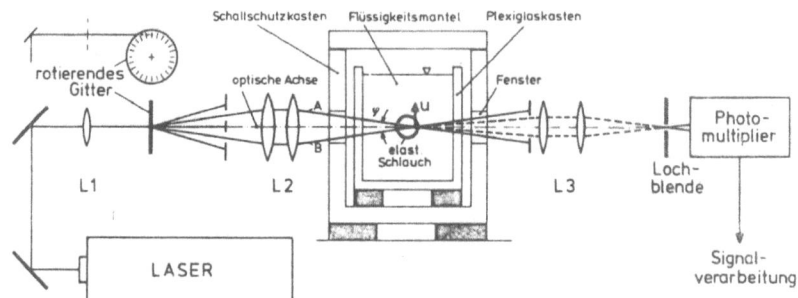

Abb. 6   Optischer Aufbau des Laser-Doppler-Anemometers mit optischer Frequenzverschiebung

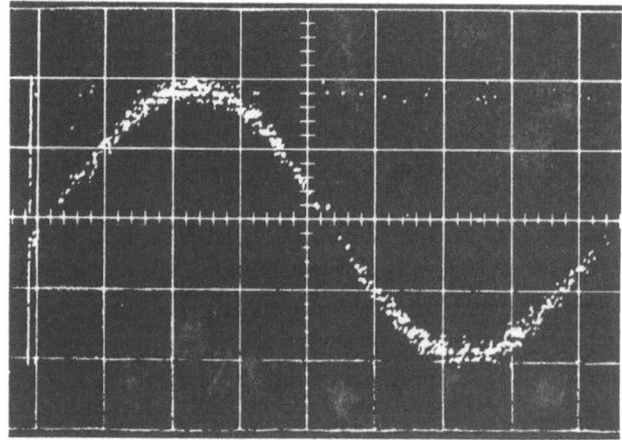

Abb. 7   Oszillogramm einer Verteilung der Geschwindigkeitsproben in der u-t-Ebene bei periodischer Strömung

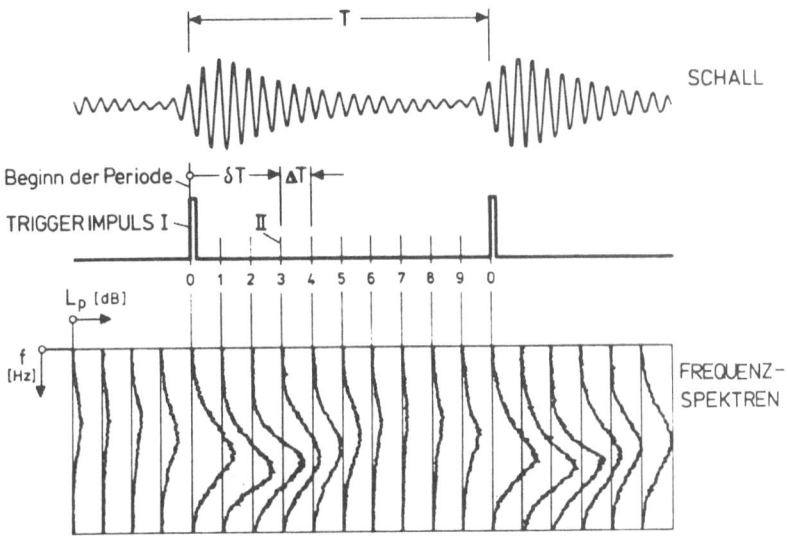

Abb. 8 Prinzip der Frequenzanalyse periodischer Vorgänge

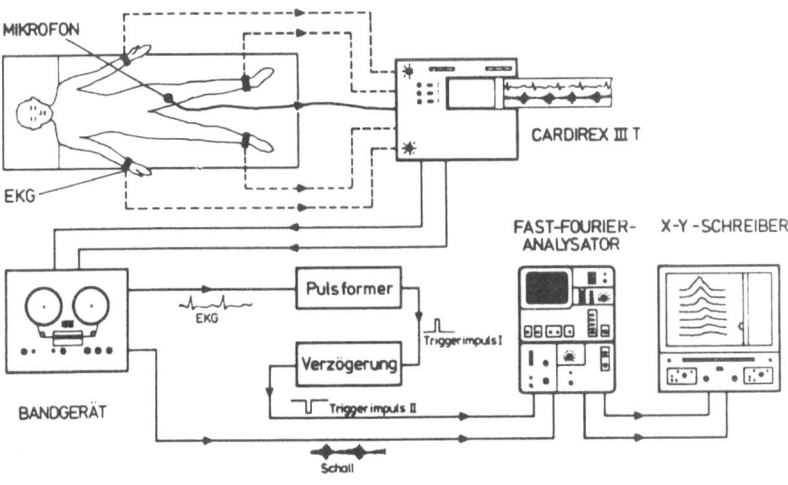

Abb. 9 Geräteanordnung für die Frequenzanalyse bei den in vivo Untersuchungen

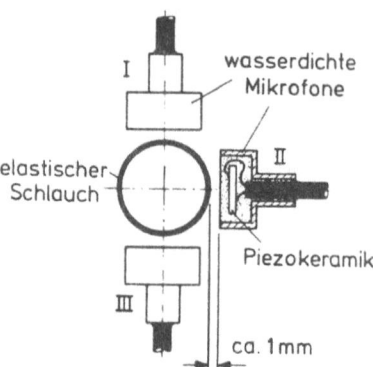

Abb. 10 Mikrophonanordnung zur Bestimmung der Eigenschwingungsmode

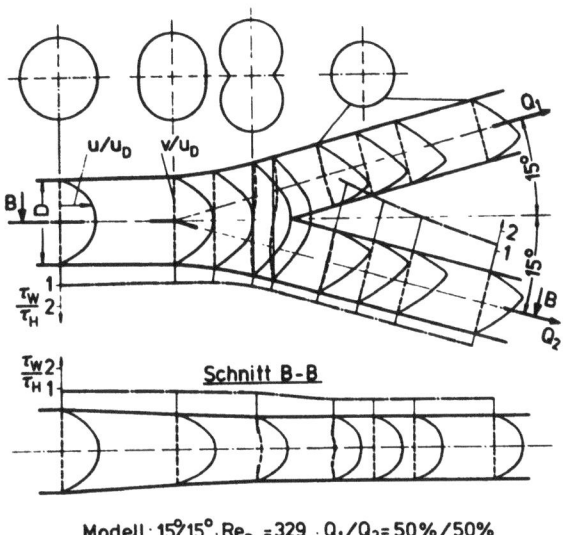

Abb. 11 Geschwindigkeitsprofile und Wandschubspannungen bei stationärer Verzweigungsströmung

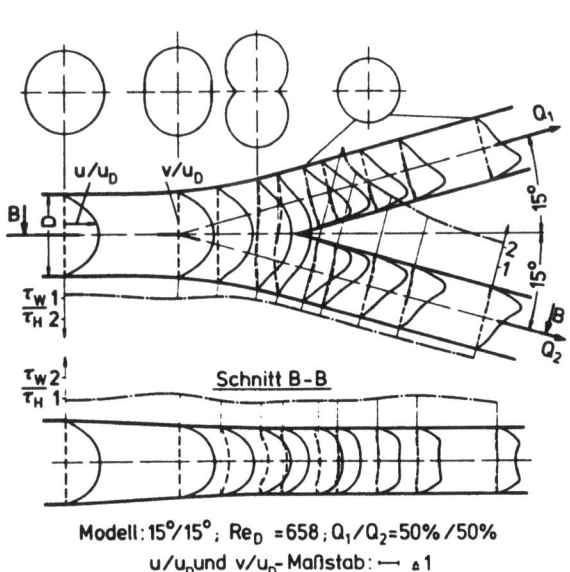

Abb. 12 Geschwindigkeitsprofile und Wandschubspannungen bei stationärer Verzweigungsströmung

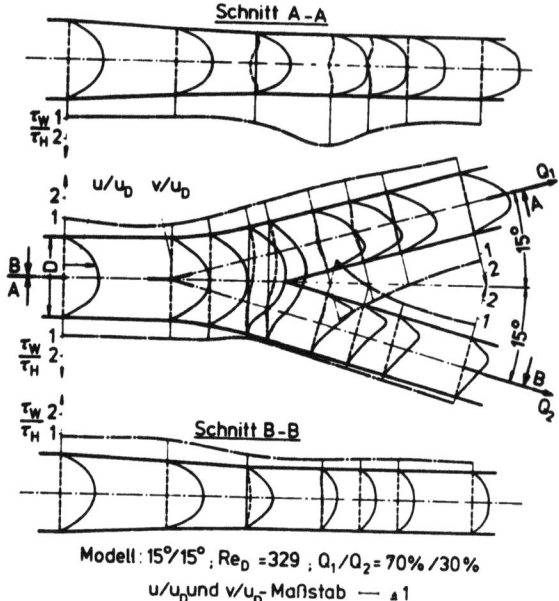

Abb. 13 Geschwindigkeitsprofile und Wandschubspannungen bei stationärer Verzweigungsströmung

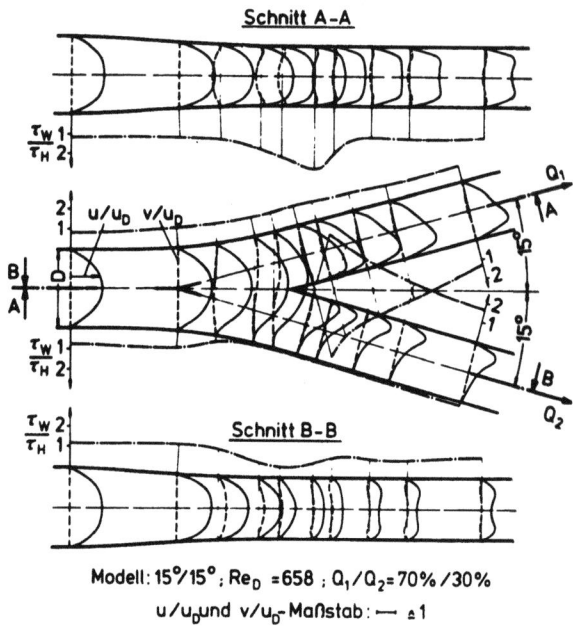

Abb. 14 Geschwindigkeitsprofile und Wandschubspannungen bei stationärer Verzweigungsströmung

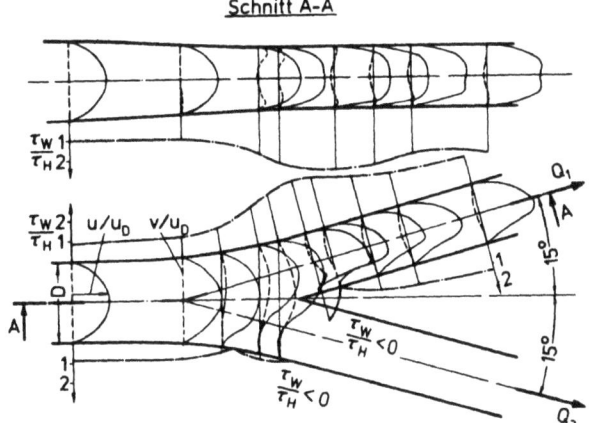

Modell 15°/15°; Re_D = 329; Q_1/Q_2 = 100%/0%
u/u_D und v/u_D- Maßstab: ⊢ ≙ 1

Abb. 15 Geschwindigkeitsprofile und Wandschubspannungen bei stationärer Verzweigungsströmung

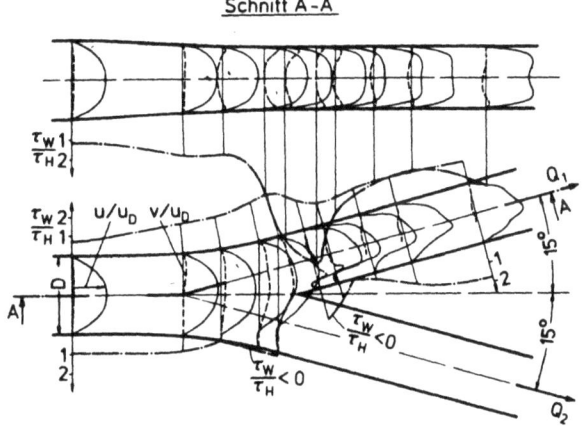

Modell 15°/15°; Re_D = 658, Q_1/Q_2 = 100%/0%
u/u_D und v/u_D- Maßstab ⊢ ≙ 1

Abb. 16 Geschwindigkeitsprofile und Wandschubspannungen bei stationärer Verzweigungsströmung

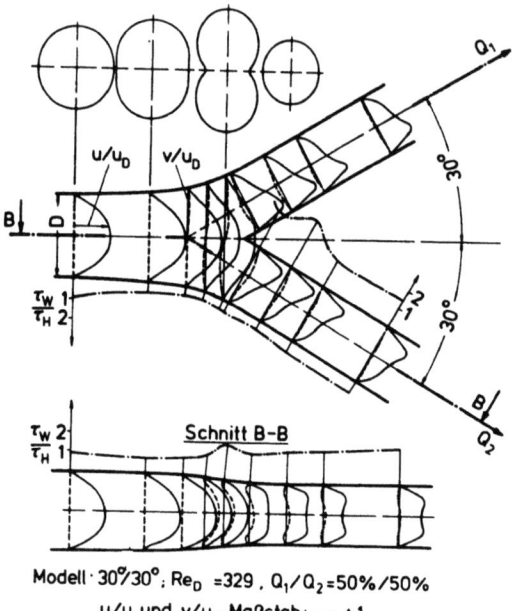

Abb. 17 Geschwindigkeitsprofile und Wandschubspannungen bei stationärer Verzweigungsströmung

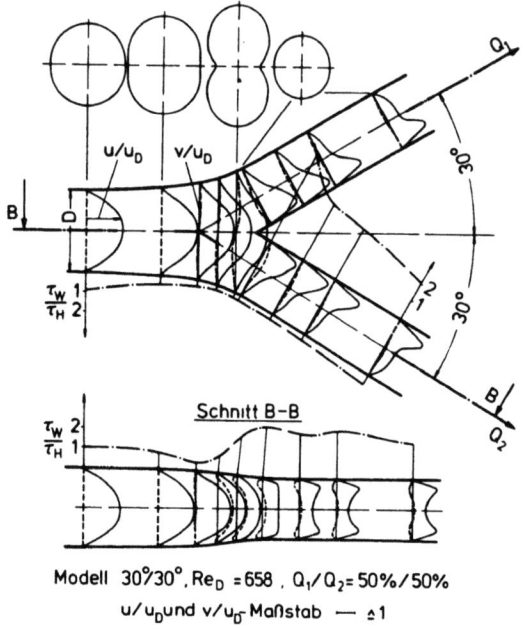

Abb. 18 Geschwindigkeitsprofile und Wandschubspannungen bei stationärer Verzweigungsströmung

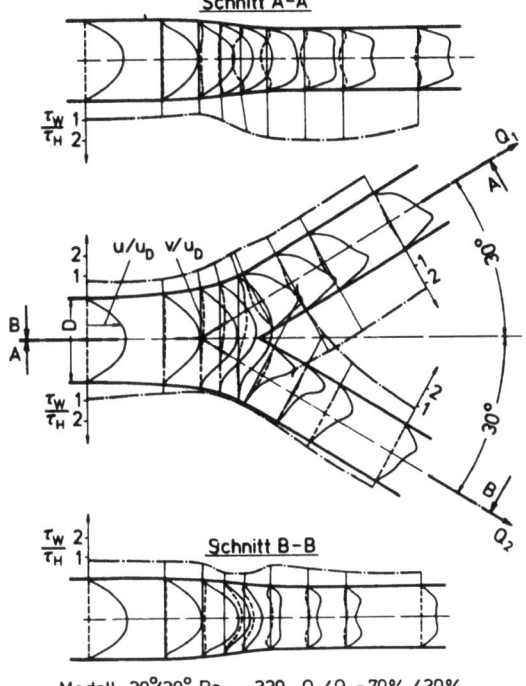

Abb. 19
Geschwindigkeitsprofile und Wandschubspannungen bei stationärer Verzweigungsströmung

Modell. 30°/30°, $Re_D = 329$, $Q_1/Q_2 = 70\% / 30\%$
u/u_D und v/u_D-Maßstab ⟶ ≙ 1

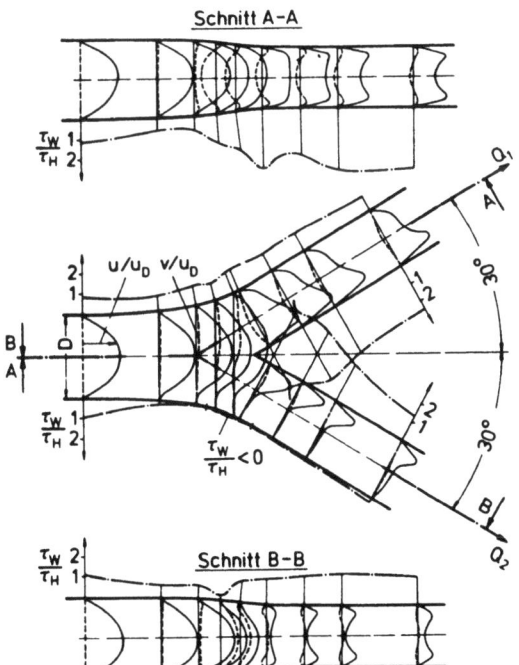

Abb. 20
Geschwindigkeitsprofile und Wandschubspannungen bei stationärer Verzweigungsströmung

Modell 30°/30°, $Re_D = 658$, $Q_1/Q_2 = 70\%/30\%$
u/u_D und v/u_D-Maßstab ⟶ ≙ 1

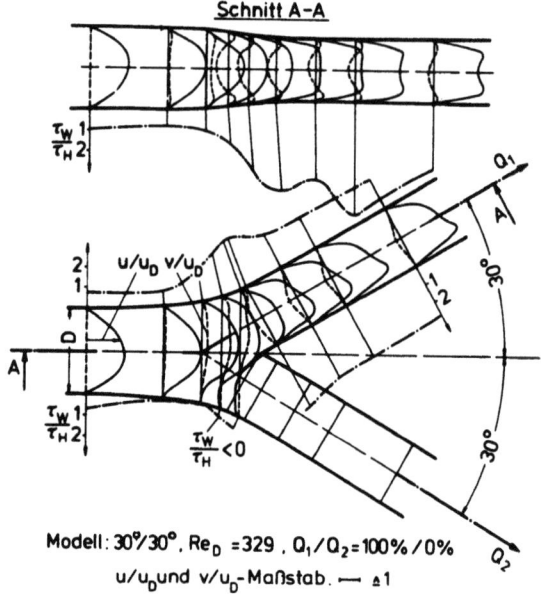

Abb. 21 Geschwindigkeitsprofile und Wandschubspannungen bei stationärer Verzweigungsströmung

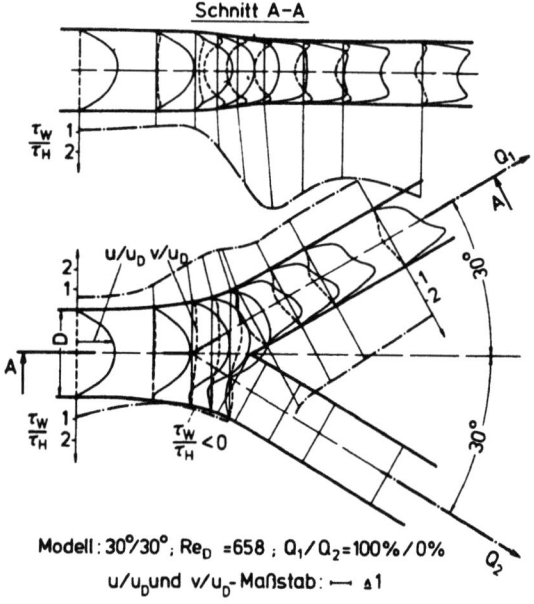

Abb. 22 Geschwindigkeitsprofile und Wandschubspannungen bei stationärer Verzweigungsströmung

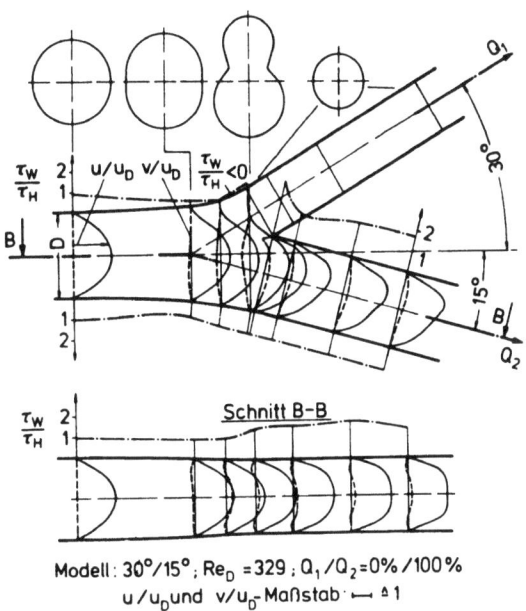

Abb. 23 Geschwindigkeitsprofile und Wandschubspannungen bei stationärer Verzweigungsströmung

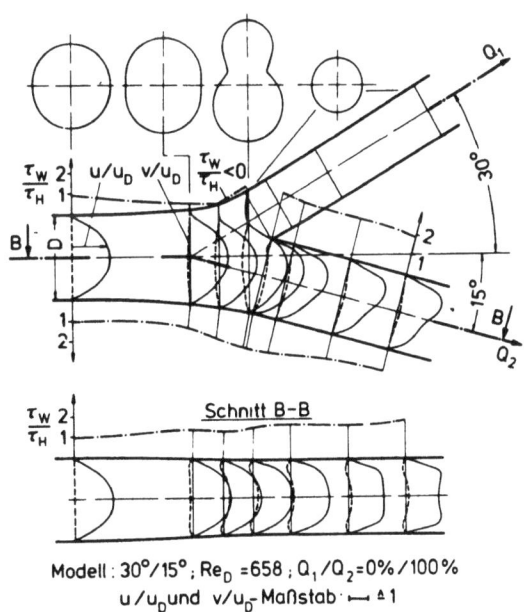

Abb. 24 Geschwindigkeitsprofile und Wandschubspannungen bei stationärer Verzweigungsströmung

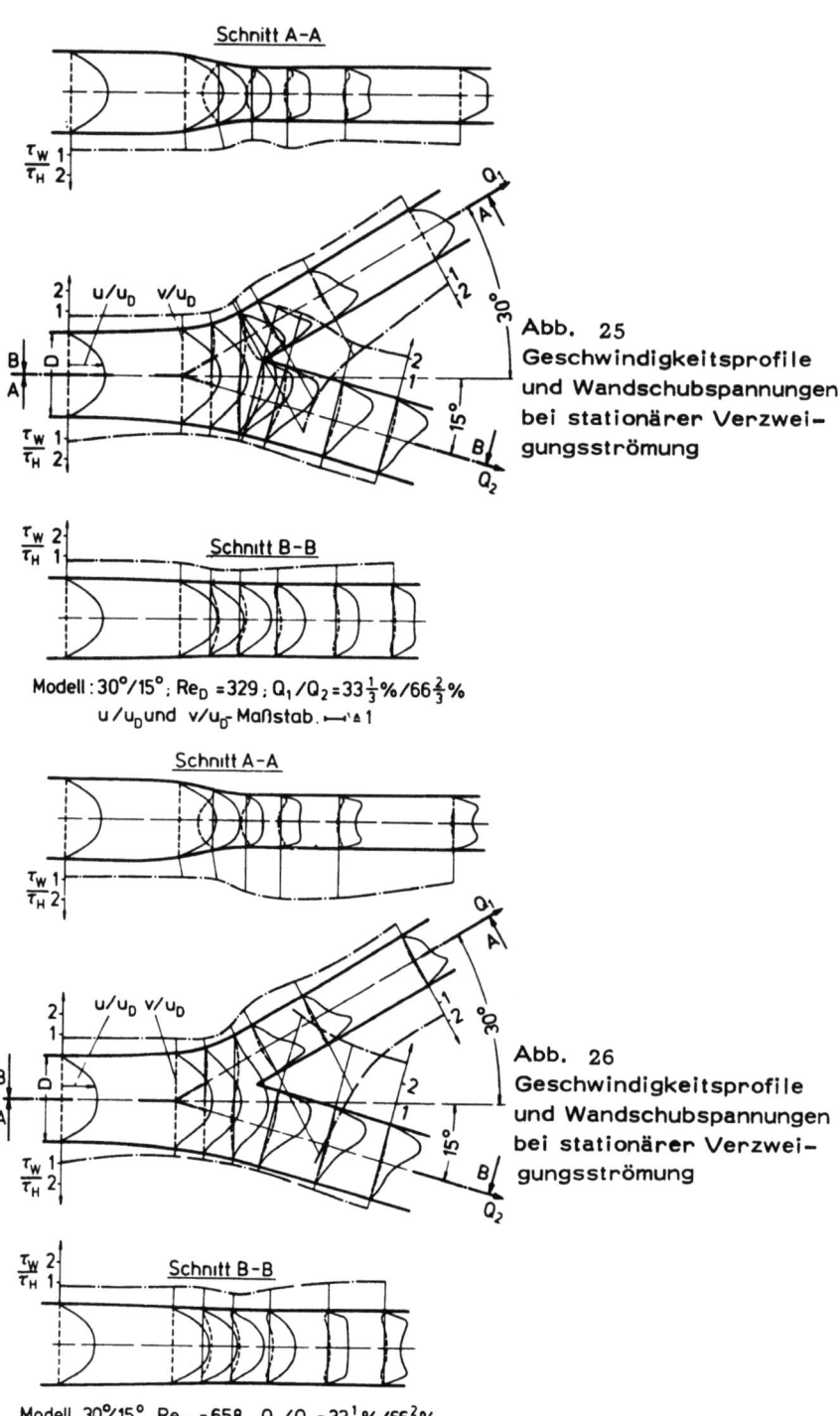

Abb. 25
Geschwindigkeitsprofile und Wandschubspannungen bei stationärer Verzweigungsströmung

Modell: 30°/15°; $Re_D = 329$; $Q_1/Q_2 = 33\frac{1}{3}\%/66\frac{2}{3}\%$
u/u_D und v/u_D- Maßstab ⊢△1

Abb. 26
Geschwindigkeitsprofile und Wandschubspannungen bei stationärer Verzweigungsströmung

Modell 30°/15°, $Re_D = 658$, $Q_1/Q_2 = 33\frac{1}{3}\%/66\frac{2}{3}\%$
u/u_D und v/u_D- Maßstab ⊢△1

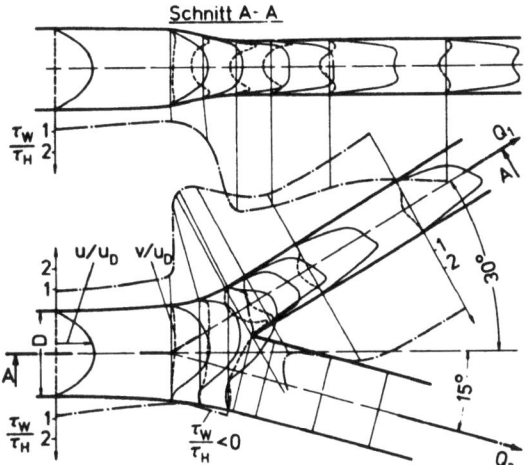

Abb. 27 Geschwindigkeitsprofile und Wandschubspannungen bei stationärer Verzweigungsströmung

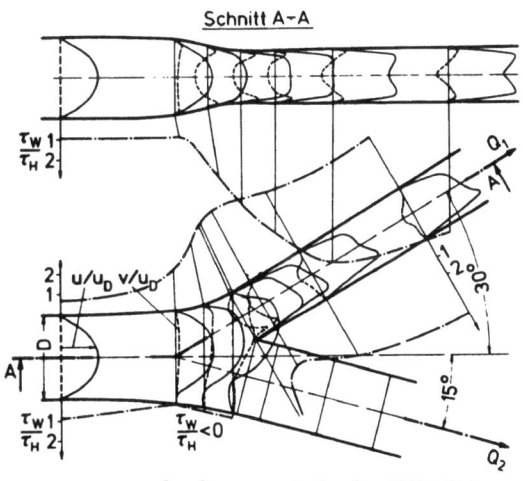

Abb. 28 Geschwindigkeitsprofile und Wandschubspannungen bei stationärer Verzweigungsströmung

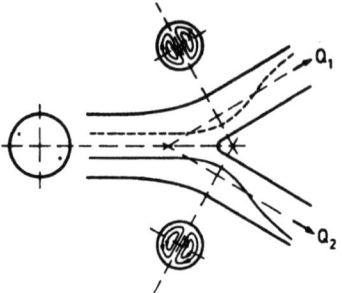

Abb. 29 Sekundärströmungen in Verzweigungen nach Talukder

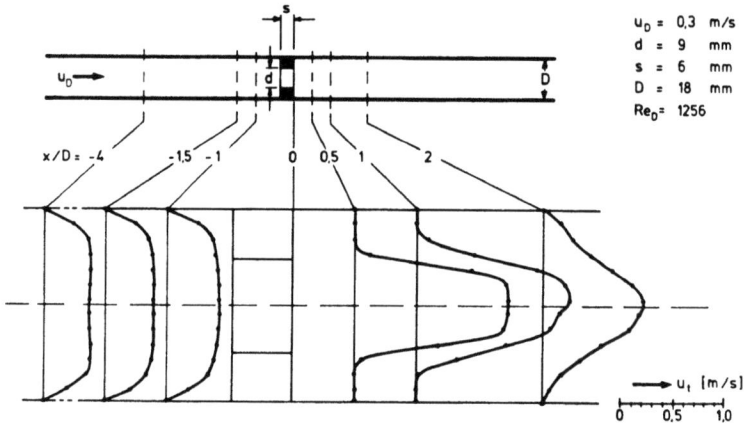

Abb. 30 Profile der zeitlich gemittelten Geschwindigkeit

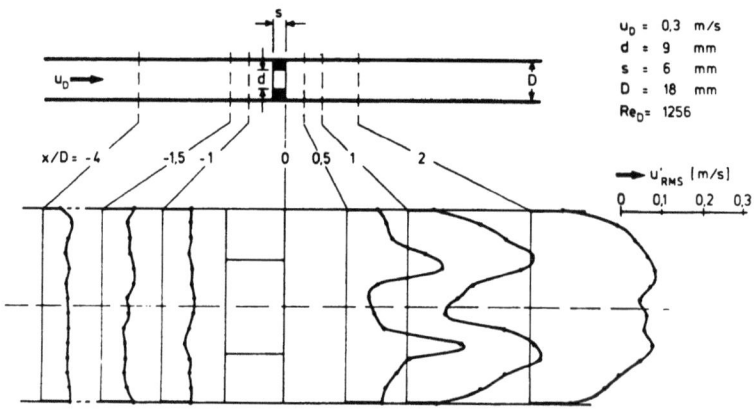

Abb. 31 Profile der Geschwindigkeitsschwankungen

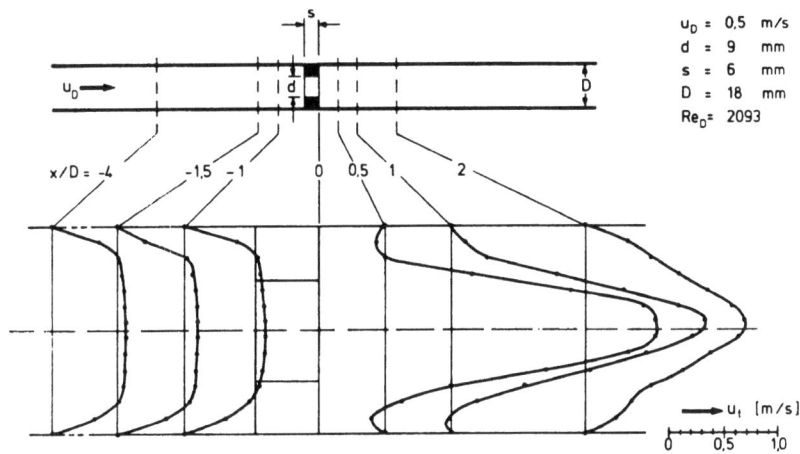

Abb. 32 Profile der zeitlich gemittelten Geschwindigkeit

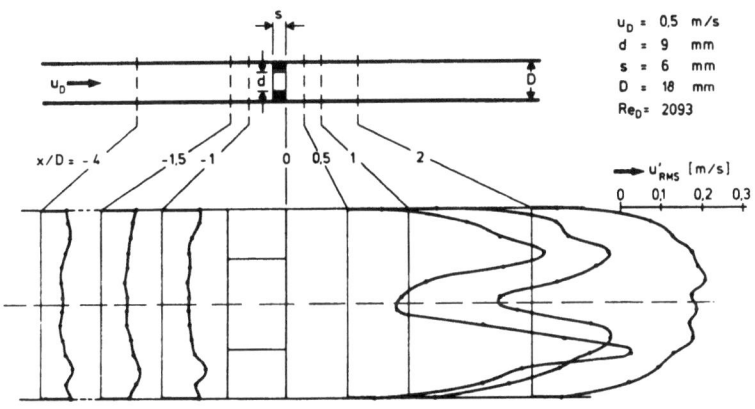

Abb. 33 Profile der Geschwindigkeitsschwankungen

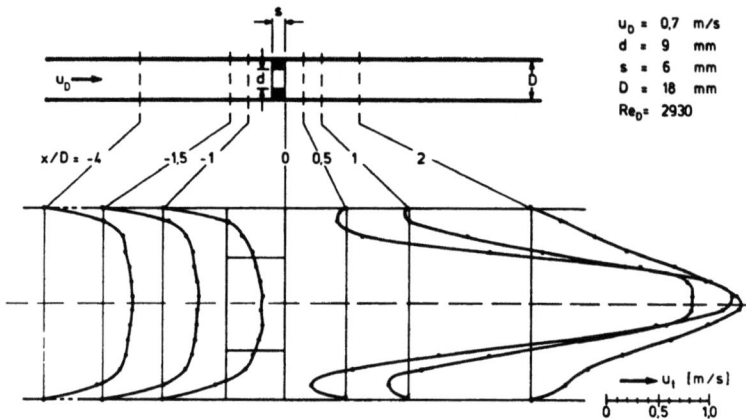

Abb. 34 Profile der zeitlich gemittelten Geschwindigkeit

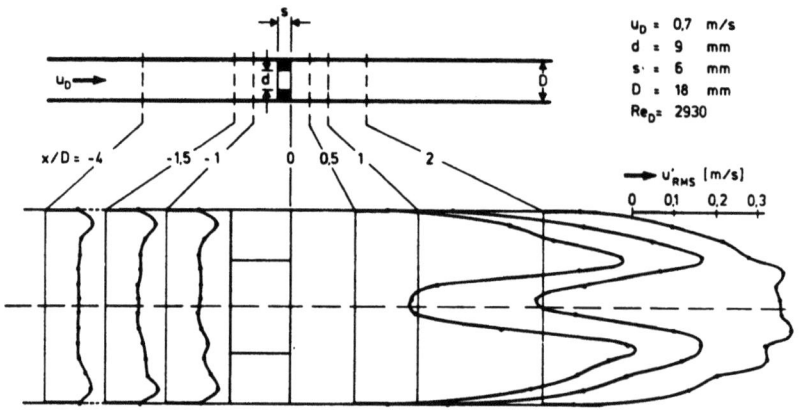

Abb. 35 Profile der Geschwindigkeitsschwankungen

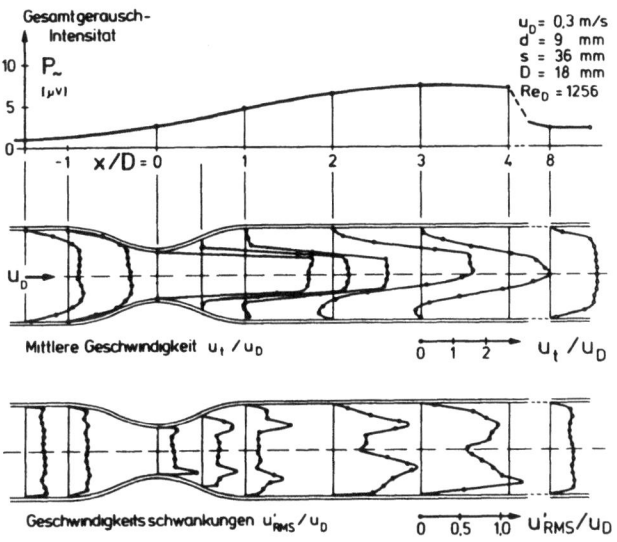

Abb. 36 Geschwindigkeitsfeld und Geräusch im Gefäß mit stetiger Querschnittsänderung

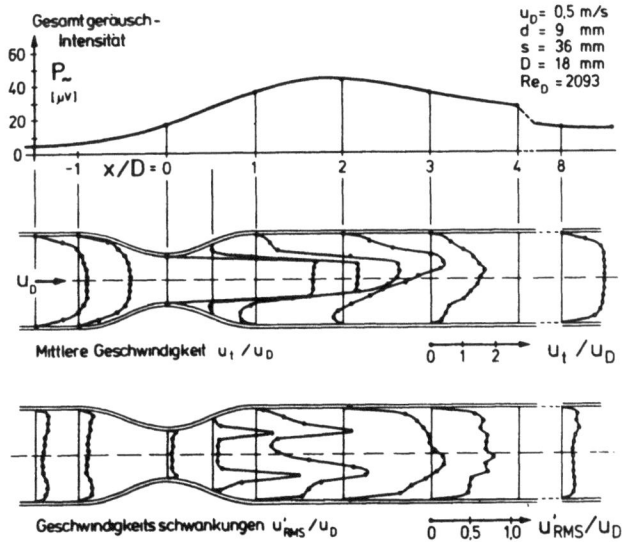

Abb. 37 Geschwindigkeitsfeld und Geräusch im Gefäß mit stetiger Querschnittsänderung

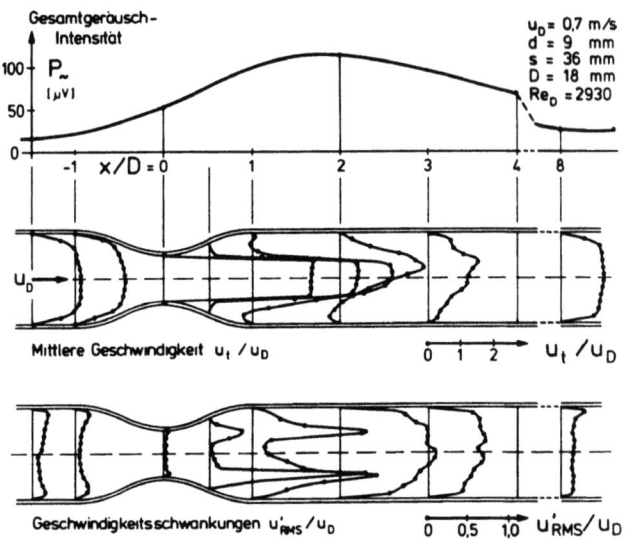

Abb. 38 Geschwindigkeitsfeld und Geräusch im Gefäß mit stetiger Querschnittsänderung

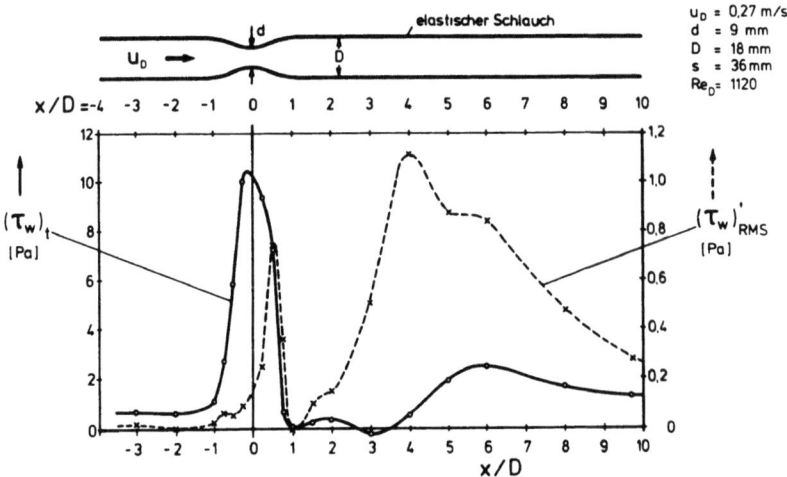

Abb. 39 Wandschubspannungsverteilung im Gefäß mit stetiger Querschnittsänderung bei stationärer Strömung

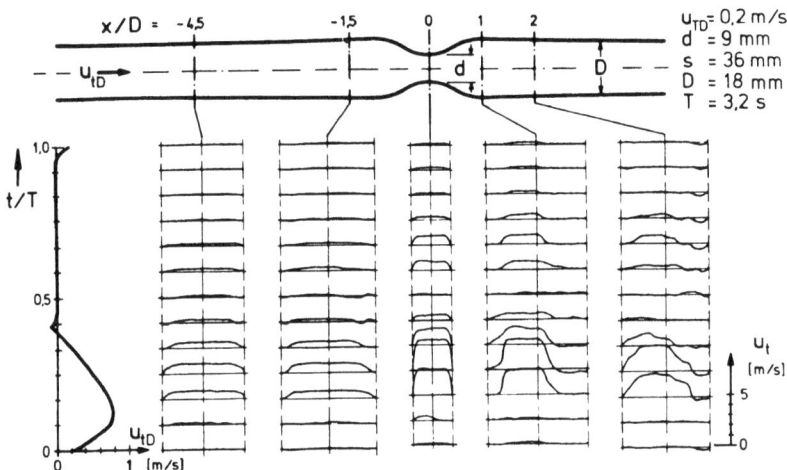

Abb. 40 Geschwindigkeitsprofile bei pulsierender Strömung im Gefäß mit stetiger Querschnittsänderung

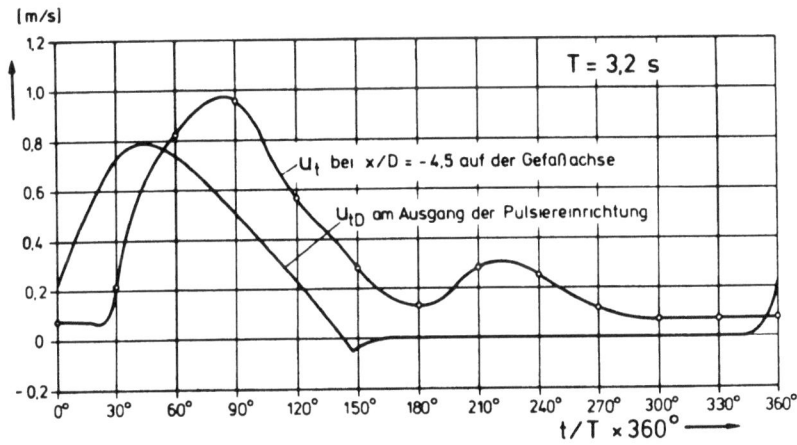

Abb. 41 Geschwindigkeitsverlauf u_{tD} am Ausgang der Pulsiereinrichtung und auf der Gefäßachse u_t bei $x/D = -4,5$, Strömungsbedingungen wie in Abb. 40

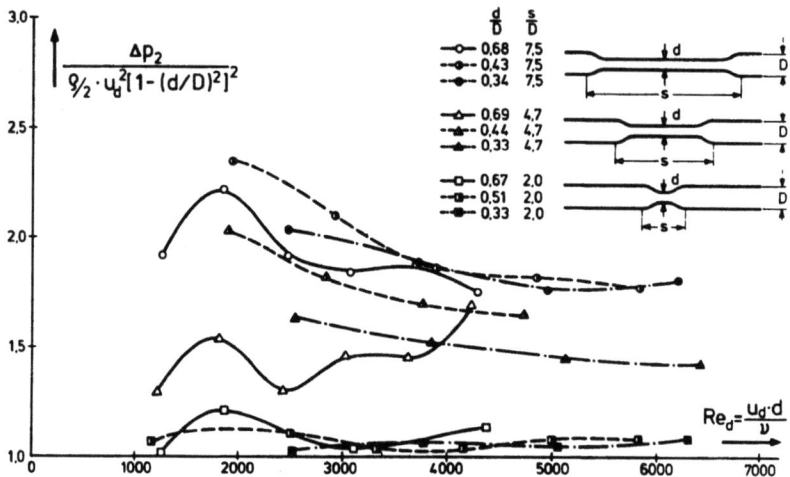

Abb. 42 Druckabfall in Gefäßen mit stetiger Querschnittsänderung bei stationärer Strömung

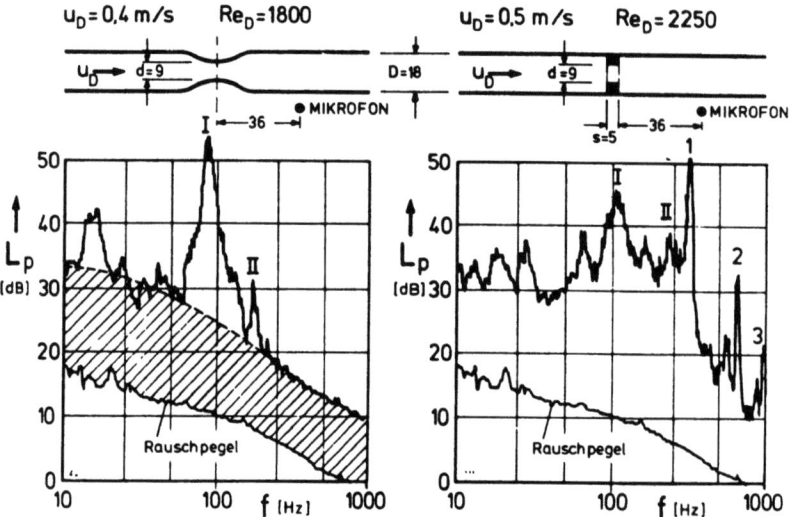

Abb. 43 Typische Frequenzspektren bei der Durchströmung elastischer Gefäße mit stetigen und unstetigen Querschnittsänderungen

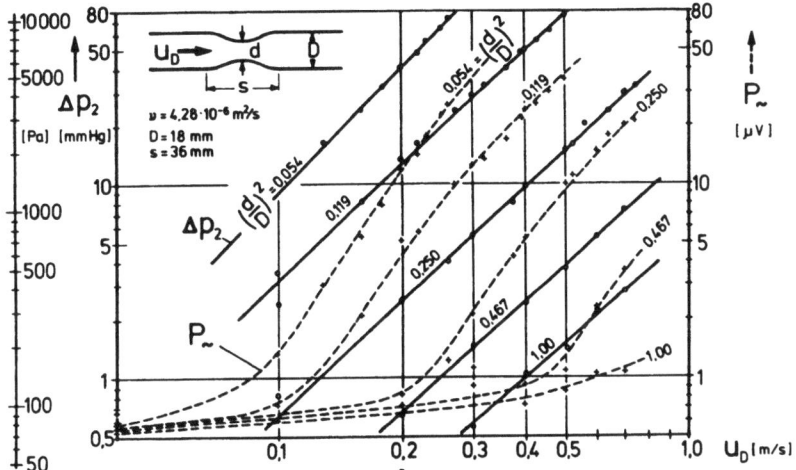

Abb. 44 Abhängigkeit der Gesamtschallintensität $P_\sim$ und des Druckabfalles Δp_2 von der über den Querschnitt gemittelten Geschwindigkeit u_D und dem Flächenverhältnis $(d/D)^2$ bei stationärer Strömung

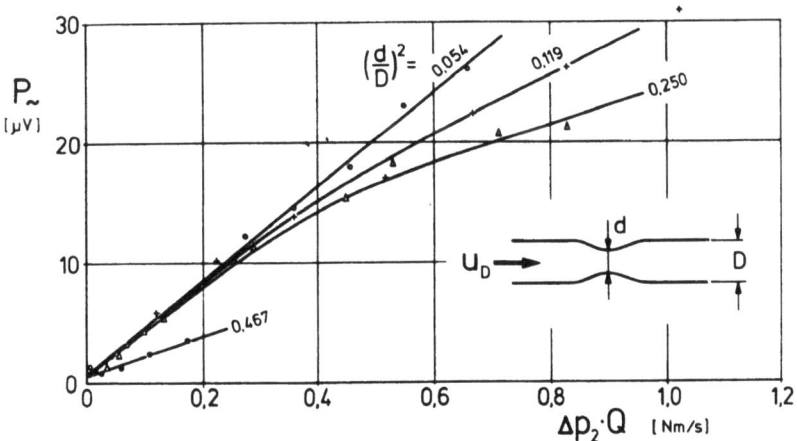

Abb. 45 Abhängigkeit der Gesamtschallintensität $P_\sim$ von $\Delta p_2 \cdot Q$ und dem Flächenverhältnis $(d/D)^2$ bei stationärer Strömung

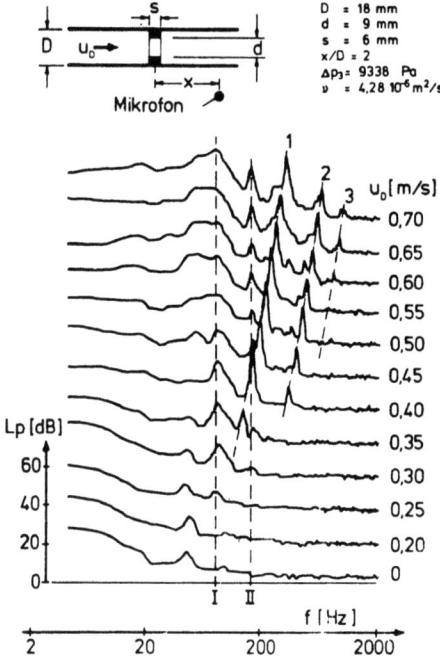

Abb. 46
Einfluß der über den Querschnitt gemittelten Geschwindigkeit u_D auf das Frequenzspektrum bei unstetiger Querschnittsänderung

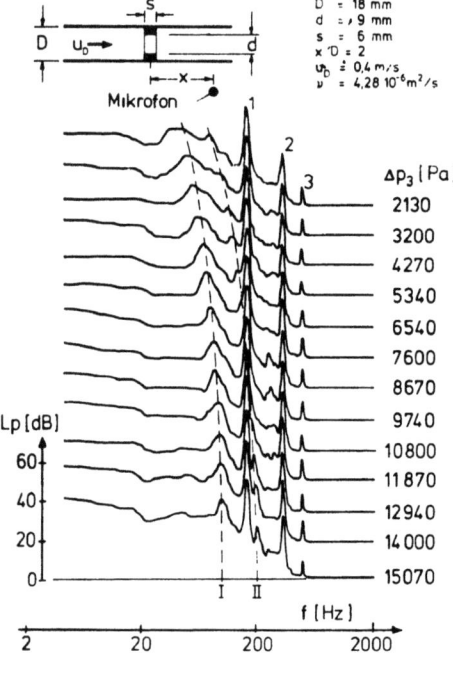

Abb. 47
Einfluß der transmuralen Druckdifferenz Δp_3 auf das Frequenzspektrum bei unstetiger Querschnittsänderung

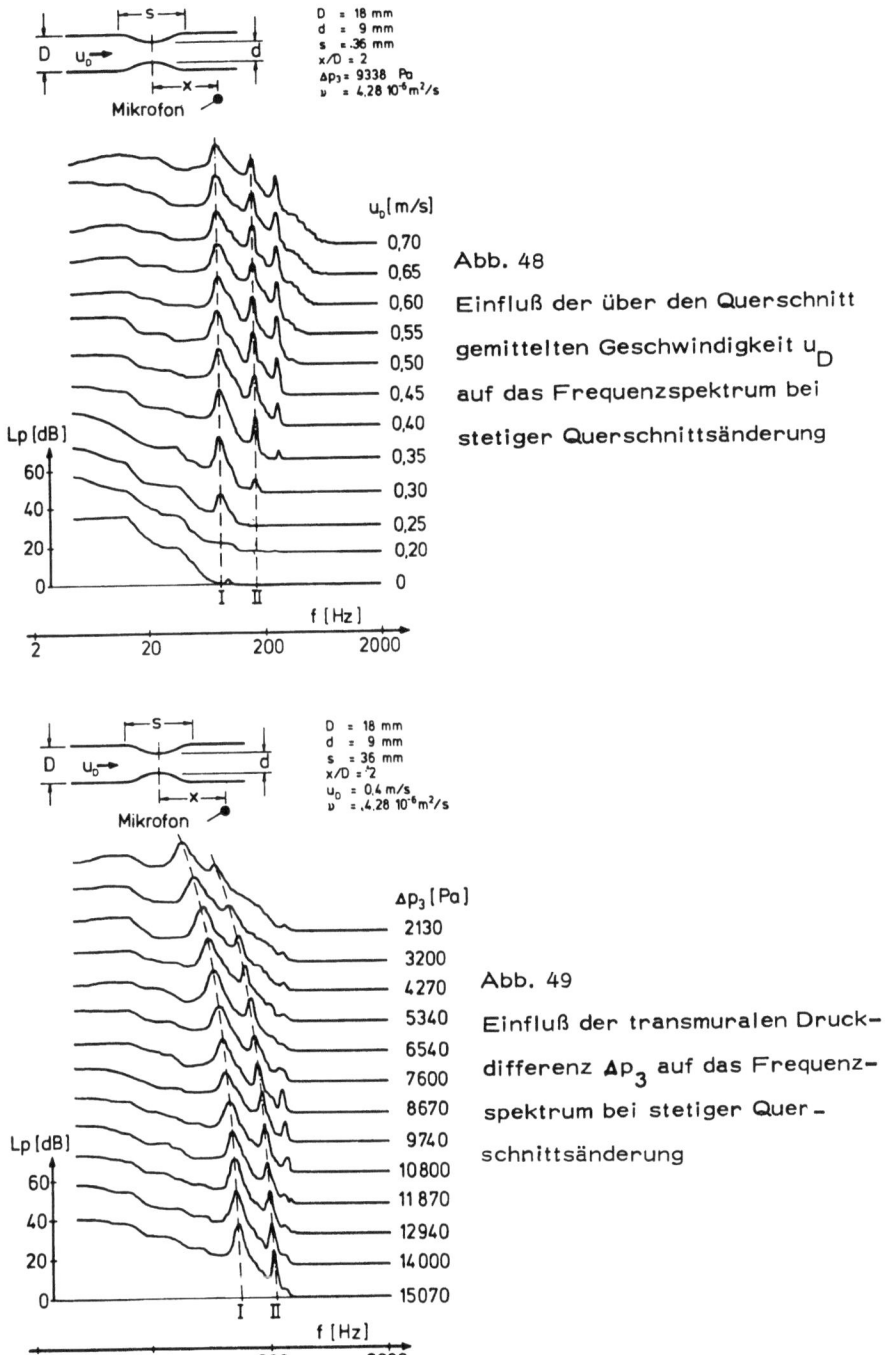

Abb. 48 Einfluß der über den Querschnitt gemittelten Geschwindigkeit u_D auf das Frequenzspektrum bei stetiger Querschnittsänderung

Abb. 49 Einfluß der transmuralen Druckdifferenz Δp_3 auf das Frequenzspektrum bei stetiger Querschnittsänderung

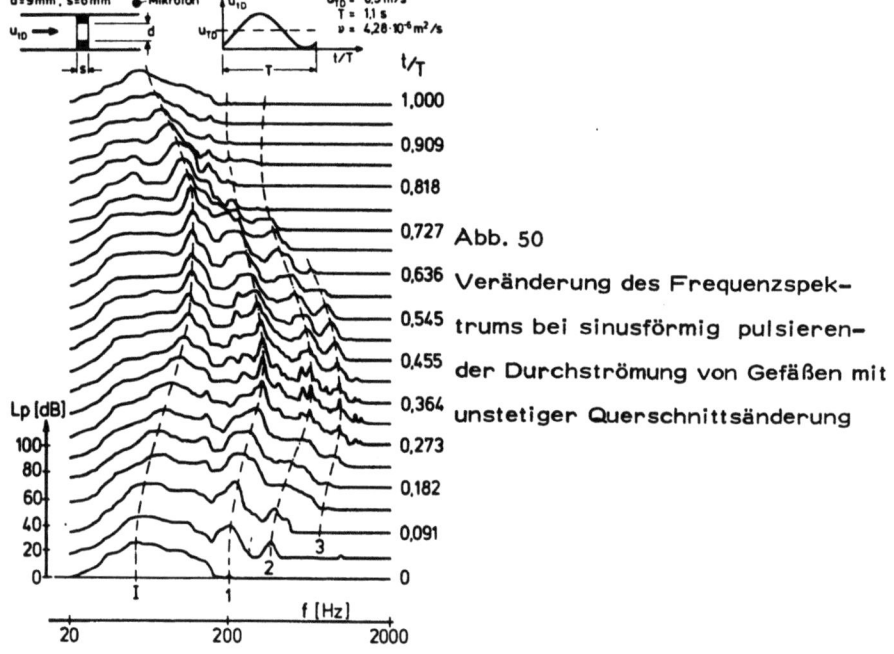

Abb. 50 Veränderung des Frequenzspektrums bei sinusförmig pulsierender Durchströmung von Gefäßen mit unstetiger Querschnittsänderung

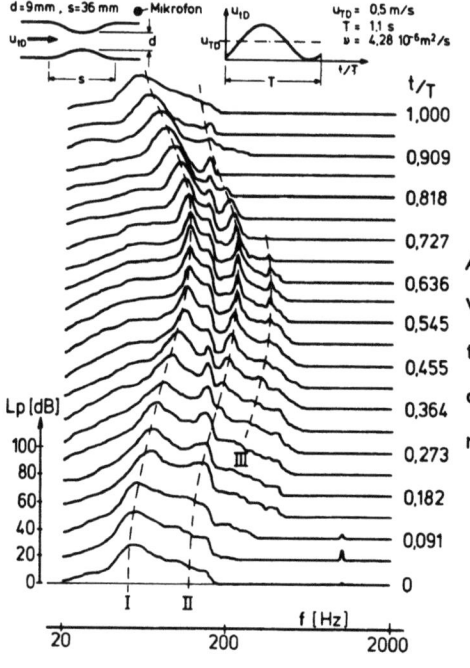

Abb. 51 Veränderung des Frequenzspektrums bei sinusförmig pulsierender Durchströmung von Gefäßen mit stetiger Querschnittsänderung

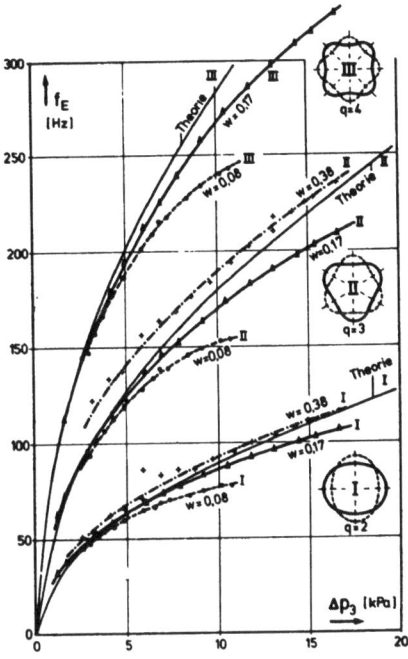

Abb. 52 Abhängigkeit der Eigenfrequenzen f_E von der transmuralen Druckdifferenz Δp_3 und der Wandstärke w in mm (Theorie : Peskin [40])

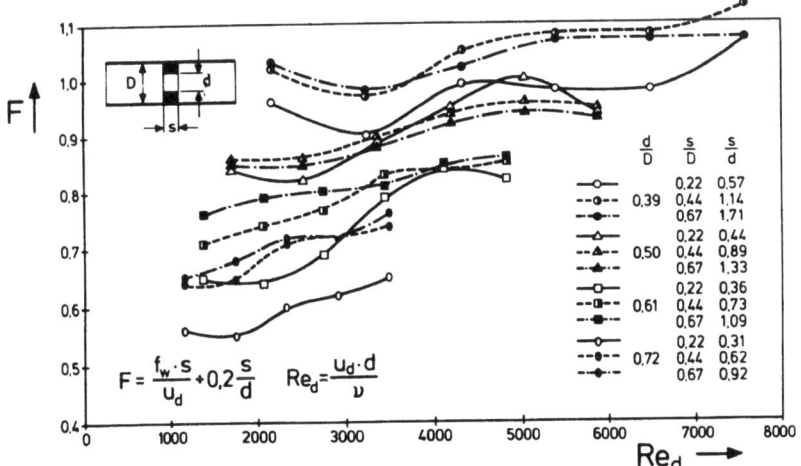

Abb. 53 Abhängigkeit der Funktion F von der Re-Zahl Re_d, dem Durchmesserverhältnis d/D und dem Längen-Durchmesser-Verhältnis s/D

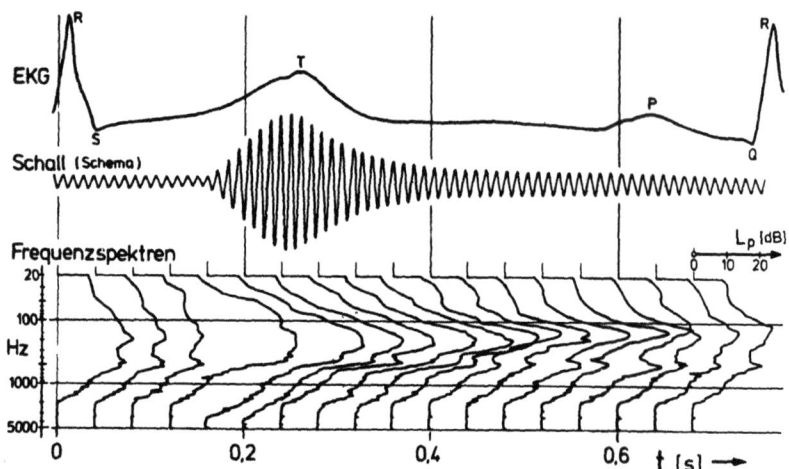

Abb. 54   Geräusch einer Stenose in der Arterie femoralis

7. Literaturverzeichnis

[1] Tomm, D. — Strömung und Geräusch an verengten und verzweigten Gefäßen
Diss. RWTH Aachen, Juli (1978)

[2] Anderson, A.B.C. — A circular-orifice number describing dependency of primary pfeifenton frequency on differential pressure, gas density, and orifice geometry
J. Acoust. Soc. Am., 25, 4, 626-631, (1953)

[3] Anliker, M., Raman, K.R. — Korotkoff sounds at diastole – a phenomenon of dynamic instability of fluid-filled shells
Int. J. of Solids and Structures, 2, 3, 467-491, (1966)

[4] Azuma, T., Fukushima, T. — Flow patterns in stenotic blood vessel models
Biorheology, 13, 337-355, (1976)

[5] Becker, H.A., Massaro, T.A. — Vortex evolution in a round jet
J. Fluid. Mech., 31, 3, 435-448, (1968)

[6] Beavers, G.S., Wilson, T.A. — Vortex growth in jets
J. Fluid. Mech., 44, part 1, 97-112, (1970)

[7] Bruns, D.L. — A general theory of the causes of murmurs in the cardio-vascular system
Am. J. of Medicine, 360-374, September, (1959)

[8] Caro, C.G., Fitz-Gerald, J.M., Schroter, R.C. — Atheroma and arterial wall shear observation, correlation and proposal of a shear dependent mass transfer mechanism for atherogenesis
Proc. Roy. Soc. London, B, 177, 109-159, (1971)

[9] Clark, C. — Turbulent velocity measurements in a model of aortic stenosis
J. Biomechanics, 9, 677-687, (1976)

[10] Clark, C. — Turbulent wall pressure measurements in a model of aortic stenosis
J. Biomechanics, 10, 461-472, (1977)

[11]　Chungcharoen, D.　　　Genesis of Korotkoff sounds
Am. J. Physiol., 207 (I); 190-194, (1964)

[12]　Crowe, W. J.,　　　　Studies of arterial branching in models
　　　Krovetz, L. J.　　　　using flow birefringence
Med. u. Biol. Engng, 10, 415-426, (1972)

[13]　Davids, N.,　　　　　Contributions to the analysis of the fluid
　　　Kandarpa, K.　　　　dynamic field at branching sites
Specialists Meeting on Fluid Dynamic
Aspects of Arterial Desease, Ohio State
Univ. Columbia, Ohio 19.-20. Sept. (1974)

[14]　Daly, B. J.　　　　　A numerical study of pulsatile flow through
stenosed canine femoral arteries
J. Biomechanics, 9, 465-475, (1976)

[15]　Deshpande, M. D.,　　Steady laminar flow through modelled
　　　Giddens, D. P.,　　　vascular stenoses
　　　Mabon, R. F.　　　　J. Biomechanics, 9, 165-174, (1976)

[16]　Durst, F.,　　　　　Otische Anemometer für lokale störungs-
　　　Whitelaw, J. H.　　　freie Geschwindigkeitsmessungen
LASER und angewandte Strahlentechnik,
3, 15, (1971)

[17]　Feuerstein, I. A.,　　Flow in an abrupt expansion as a model
　　　Pike, G. K.,　　　　for biological mass transfer experiments
　　　Round, G. F.　　　　J. Biomechanics, 8, 41-51, (1975)

[18]　Fox, J. A.,　　　　　Localization of atheroma: A theory based
　　　Hugh, A. E.　　　　on boundary layer separation
Brit. Heart J., 28, 388-399, (1966)

[19]　Foreman, J. E. K.,　　Arterial wall vibration distal to stenoses
　　　Hutchison, K. J.　　in isolated arteries of dog and man
Circulation Research, 26, 583-590, (1970)

[20]　Forrester, J. H.,　　Flow through a converging-diverging tube
　　　Young, D. F.　　　　and its implications in occlusive vascular
disease-I
J. Biomechanics, 3, 297-305, (1970)

[21]　Fry, D. L.　　　　　Acute vascular endothelial changes
associated with increased blood velocity
gradients
Circulation Research, 22, 165-197, (1968)

[22] Gierke, H. von — Über Schneidentöne an kreisrunden Gasstrahlen und ebenen Lamellen
Zeitschrift für angewandte Physik, 2, 3, 97-106, (1950)

[23] Giddens, D.P., Mabon, R.F., Khalifa, A.M.A., Cassanova, R.A. — Measurement of flow disorder created by mild stenoses
Fachtagung Medex 76, Basel/Schweiz
Biomedizinische Technik, 21, 143-144, (1976)

[24] Giddens, D.P., Mabon, R.F., Cassanova, R.A. — Measurements of disordered flows distal to subtotal vascular stenoses in the thoracic aortas of canines
Circulation Research, 39 (I), 112, (1976)

[25] Gupta, R., Miller, J.W., Yoganathan, A.P., Udwadia, F.E., Corcoran, W.H., Kim, B.M. — Spectral analysis of arterial sounds: a noninvasive method of studying arterial disease
Med. u. Biol. Engng., 700-705, Sept. (1975)

[26] Iten, P.D., Dänkliker, R. — A sampling FM wide-band demokulator useful for laser Doppler velocimeters
Proc. of the IEEE, 60, 12, 1470, (1972)

[27] Johansen, F.C. — Flow through pipe orifices at low Reynolds numbers
Proc. Roy. Soc. /Math. Phys. Sci./, 126, 231-245, (1929)

[28] Kim, B.M., Corcoran, W.H. — Experimental measurements of turbulence spectra distal to stenoses
J. Biomechanics, 7, 335-342, (1974)

[29] Lew, H.S. — The dividing streamline of bifurcating flows in a two-dimensional channel at low Reynolds number
J. Biomechanics, 6, 423-432, (1973)

[30] Lynn, N.S., Fox, V.G., Ross, L.W. — Computation of fluid-dynamical contributions to atherosclerosis at arterial bifurcations
Biorheology, 9, 61-66, (1972)

[31]   Lees, R.S.,   Phonoangiography: A new noninvasive dia-
       Dewey, C.F.   gnostic method for studying arterial disease
                              Proc. Nat. Acad. Sciences, $\underline{67}$ (11),
                              935-942, Okt., (1970)

[32]   Liepsch, D.   Untersuchungen der Strömungsverhältnisse
                              in Verzweigungen von Rohren kleiner Durch-
                              messer (Coronararterien) bei Stromtrennung
                              Diss. TU München, März, (1974)

[33]   Liepsch, D.   Beobachtung der Strömungsvorgänge
                              in Verzweigungsmodellen der Arterien
                              Biomed. Technik, Ergänzungsband, $\underline{20}$,
                              15.-16. Mai, (1975)

[34]   Lighthill, M.J.   On sound generated aerodynamically,
                              I. General theory
                              Proc. Roy. Soc., $\underline{A211}$, 564-587, (1952)

[35]   Mark, F.F.,   Experimental investigations of steady
       Bargeron, C.B.,   and pulsatile laminar flow in a $90°$ branch
       Deters, O.J.,   J. Appl. Mech. Trans ASME,
       Friedman, M.H.   372-377, Sept. (1977)

[36]   Meisner, J.E.,   Eddy formation and turbulence in flowing
       Rushmer, R.F.   liquids
                              Circulation Research, $\underline{12}$, 455-463, (1963)

[37]   Meisner, J.E.,   Production of sounds in distensible tubes
       Rushmer, R.F.   Circulation Research, $\underline{12}$, 651-658, (1963)

[38]   Nerem, R.M.,   An experimental study of the velocity
       Seed, W.A.,   distribution and transition to turbulence
       Wood, N.B.   in the aorta
                              J. Fluid Mech., $\underline{52}$ (1), 137-160, (1972)

[39]   Oldengarm, J.,   Laser-Doppler velocimeter with optical
       van Krieken, A.H.,   frequency shifting
       Raterink, H.   Optics and Laser Technology, $\underline{5}$, 249, (1973)

[40]   Peskin, C.S.   Mathematical aspects of heart physiology,
                              lectures from Courant Institute of
                              Mathematical Sciences, New York Univer-
                              sity (1973-1974)

[41] Pitts, W.H., Dewey, C.F.
Spectral and temporal characteristics of post-stenotic turbulent wall pressure fluctuations
Proc. Joint Appl. Mech., Fluid Engineering and Bioengineering Conference, New Haven, Conn., June 15-17, (1977)

[42] Roach, M.R.
An experimental study of the production and time course of poststenotic dilatation in the femoral and carotid arteries of adult dogs
Circulation Research, 13, 537-551, (1963)

[43] Roach, M.R.
Blood flow and thrombosis, particularly in Aneurysms
IV International Congress on Thrombosis and Haemostasis, Vienna, Austria, June 18 to 23 (1973)

[44] Roach, M.R.
Flow separation
Platelets, Drugs and Thrombosis
Symp. Hamilton 70-77, Hamilton, (1972)

[45] Roach, M.R., Scott, S., Ferguson, G.G.
The hemodynamic importance of the geometry of bifurcations in the circle of willis (Glass model studies)
Stroke, 3, 255-267, (1972)

[46] Rushmer, R.F., Morgan, C.
Meaning of murmurs
Am. J. Cardiology, 21, 722-730, (1968)

[47] Scherer, P.W.
A model for high Reynolds number flow in a human bronchial bifurcation
J. Biomechanics, 5, 223-229, (1972)

[48] Smith, K.A., Colton, C.K., Freedman, R.W.
Shear stress measurements at bifurcations
Specialists Meeting on Fluid Dynamic Aspects of Arterial Desease, Ohio State Univ. Columbia, Ohio, 19.-20. Sept., (1974)

[49] Spencer, M.P., Denison jr., A.B.
Pulsatile blood flow in the vascular system
Handbook of Physiology - Circulation II
American Physiological Society (1963)

[50] Stevenson, W.H.
Optical frequency shifting by means of a rotating diffraction grating
Appl. Optics, 9, 3, 649, (1970)

[51] Talukder, N., Zeller, H.   Modellversuche zur Strömung in arteriellen Verzweigungen
Wissenschaftl. Berichte, 3. Jahrestagung Deutsche Gesellschaft für Biomedizinische Technik, Hannover, Vortrag Nr. 1.80, 163-164, (1974)

[52] Talukder, N.   Untersuchung über die Strömung in arteriellen Verzweigungen
Diss. RWTH Aachen, September, (1974)

[53] Tomm, D.   Determination of steady and unsteady wall shear from laser-Doppler-anemometer measurements
Proc. of the Euromech 90 "Techniques of wall measurement in fluid mechanics", 5th - 8th July, (1977), Nancy, France

[54] Tomm, D.   Model investigation of sound generation in vessel stenoses
Proc. of the Euromech 92, "Carciovascular and pulmonary dynamics", September, (1977) Compiegne, France

[55] Wetterer, E., Kenner, T.   Grundlagen der Dynamik des Arterienpulses
Springer, Berlin, (1968)

[56] Yellin, E.L.   Hydraulic noise in submerged and bounded liquid jets
Proc. Biomedical Fluid Mech. Symp., Denver, Colorado, 209-221, (1966)

[57] Young, D.F., Tsai, F.Y.   Flow characteristics in models of arterial stenosis
I. Steady flow
J. Biomechanics, $\underline{6}$, 395-410, (1973)

[58] Zampaglione, D., Greppi, M.   Numerical study of a viscous flow through a pipe orifice
Meccanica, 151-164, Sept., (1972)

[59] Zeller, H., Talukder, N. Lorenz, J.   Model studies of pulsating flow in arterial branches and wave propagation in blood vessels
AGARD Conference Proc., No. 65, Paper 15, (1970)

[60] Tomm, D., Zeller, H.   The sound caused by arterial stenoses
Symposium "Strouhal Number Centenary", Liblice (CSSR), 27. - 30. Juni (1978)

FORSCHUNGSBERICHTE
des Landes Nordrhein-Westfalen

*Herausgegeben
vom Minister für Wissenschaft und Forschung*

Die „Forschungsberichte des Landes Nordrhein-Westfalen" sind in zwölf Fachgruppen gegliedert:

Geisteswissenschaften
Wirtschafts- und Sozialwissenschaften
Mathematik / Informatik
Physik / Chemie / Biologie
Medizin
Umwelt / Verkehr
Bau / Steine / Erden
Bergbau / Energie
Elektrotechnik / Optik
Maschinenbau / Verfahrenstechnik
Hüttenwesen / Werkstoffkunde
Textilforschung

Die Neuerscheinungen in einer Fachgruppe können im Abonnement zum ermäßigten Serienpreis bezogen werden. Sie verpflichten sich durch das Abonnement einer Fachgruppe nicht zur Abnahme einer bestimmten Anzahl Neuerscheinungen, da Sie jeweils unter Einhaltung einer Frist von 4 Wochen kündigen können.

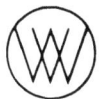

SPRINGER FACHMEDIEN WIESBADEN GMBH

MIX
Papier aus verantwortungsvollen Quellen
Paper from responsible sources
FSC® C105338

If you have any concerns about our products,
you can contact us on
ProductSafety@springernature.com

In case Publisher is established outside the EU,
the EU authorized representative is:
**Springer Nature Customer Service Center GmbH
Europaplatz 3, 69115 Heidelberg, Germany**

Printed by Libri Plureos GmbH
in Hamburg, Germany